Sabine Bloch

Morbus Crohn – naturheilkundlich und umweltmedizinisch behandeln

Besser leben mit Morbus Crohn – durch ganzheitliche Behandlungsmöglichkeiten

naturheilkundlich und umweltmedizinisch behandeln

Sabine Bloch
1. Ausgabe 2011
Taschenbuchausgabe Januar 2011
bei ersa Verlag
ISBN 978-3-9814007-4-8

Umschlaggestaltung: ersa Verlag & Marketing, Wismar
Umschlagfoto:© Iakov Kalinin - Fotolia.com
Lektorat: ersa Verlag & Marketing, Wismar
Herstellung: SOL Service GmbH Schrobenhausen
Printed in Germany

SPRACHREGELUNG:
Zur Vereinfachung beim Schreiben und Lesen wird immer die männliche Form verwendet: der Patient, der Arzt usw. Dieser Artikel dient als allgemeiner Gattungsbegriff und schließt weibliche Personen automatisch mit ein.

Inhaltsverzeichnis

Vorwort

Kennen Sie das – Sie haben eine jahrelange Ärzte-Odyssee hinter sich gebracht, bis Ihnen endlich jemand sagen konnte, welch mysteriöse Krankheit Sie tatsächlich haben?

Dabei begann vor ein paar Jahren alles so harmlos. Mit etwas Müdigkeit und Durchfall. Ja, die Gelenke schmerzten immer mal, und ständig waren da diese Bauchschmerzen. Am nervigsten war die Abgeschlagenheit, die einen so richtig zermürben konnte und den Alltag zur Qual machte.

Aber noch nerviger war das Ärztehopping. Eine quälende Rundreise von Arzt zu Arzt, während der man auch so manchen Heilpraktiker und einige Kliniken besuchte.

Man ging rein in die Praxis und kam genauso schlau wieder raus. Die Ärzte zuckten nur mit den Schultern und standen vor einem Rätsel. Bis endlich ein Gastroenterologe nach einer Darmspiegelung seine Stirn runzelte und so ein fremdes Wort in den Raum warf, das man vorher noch nie gehört hatte: Morbus Crohn. Man lässt diesen Begriff erstmal dort im Raume stehen, denn was soll man damit überhaupt anfangen? Eine Krankheit soll das sein?

Jedenfalls hat das Kind jetzt einen Namen. Die nicht enden wollenden Verdauungsprobleme, die niemand erklären konnte, die aber augenscheinlich da waren – sie haben endlich einen Namen: MORBUS CROHN. Man kann sich dieses Wort kaum merken, aber es gibt hierfür kein deutsches Wort.

Aber egal. Die Krankheit lässt sich jetzt erklären, oder besser gesagt, die Symptome haben tatsächlich einen Grund. Endlich muss man sich für seine ständige Müdigkeit nicht mehr rechtfertigen. Man hat jetzt was in der Hand, nämlich eine Krankheit, die allerdings niemand versteht. Aber dennoch ist es eine Diagnose, die man sogar als Erleichterung auffassen kann, wenn man eine jahrelange Ärzteodyssee hinter sich gebracht hat und endlich weiß, warum der Körper so und nicht anders reagiert.

Morbus Crohn – ein Name, der für eine mysteriöse Krankheit steht, die kaum jemand erklären und begreifen kann. Ein Name, der so viel bedeutet, wenn man von dieser geheimnisvollen Krankheit selbst betroffen ist und den man zum ersten Mal hört, wenn man diese Krankheit diagnostiziert bekommt.

Sie haben also nun von Ihrem Arzt die niederschmetternde Diagnose ‚Morbus Crohn' erhalten und haben das Gefühl, dass Ihre Welt gerade etwas aus den Fugen gerät?

Nach dem Tag der Diagnose tauchen viele Fragen auf. Ist die Sarkoidose eine schlimme Krankheit? Muss man unbedingt Cortison nehmen, oder gibt es noch andere Behandlungsmöglichkeiten? Ist der Krankheitsverlauf wirklich so schlimm, wie man es so oft im Internet liest? Die Fragen hören gar nicht mehr auf, und man fühlt sich mit diesen ziemlich allein gelassen. Denn da ist niemand rundherum, der sich mit dieser Krankheit auskennt.

Seien Sie versichert - die Diagnose Morbus Crohn ist für jeden Betroffenen zunächst ein Schock, aber Sie sind nicht allein. Über 150.000 Betroffene gibt es mittlerweile in Deutschland, und die meisten von ihnen führen ein relativ normales Leben.

Am Anfang werden Sie eventuell erstmal das Gefühl haben, dass Sie diese Situation überfordert. Und auch die Perspektive, voraussichtlich lebenslang Medikamente schlucken zu müssen, deren langfristigen Nebenwirkungen niemand genau voraussagen kann, lässt so manche Angst aufkommen. Hinzu kommen womöglich ständige Krankenhausaufenthalte, lästige Untersuchungen und regelmäßig wiederkehrende Darmspiegelungen. Da ist doch klar, dass ganz automatisch so manche frustrierende Phase auftaucht, während der man am liebsten den Kopf in den Sand stecken möchte.

Doch lassen Sie sich nicht unterkriegen, es gibt auch immer wieder gute Tage, an denen man mit viel Kraft den Kampf für mehr Gesundheit aufnehmen kann. Hierzu gehört in erster Linie, sich aktiv mit der Krankheit auseinanderzusetzen und sich über sie zu informieren. Vermeiden Sie, sich einfach im Sessel zurücklehnen, indem Sie darauf warten, was die Erkrankung mit einem anstellt, und was die behandelnden Ärzte zu tun gedenken.

Werden Sie stattdessen aktiv, und informieren Sie sich über die Möglichkeiten, die Krankheit in den Griff zu bekommen. Informieren Sie sich in diesem Buch über schulmedizinische und naturheilkundliche Methoden, die häufig miteinander kombiniert werden können. Erfahren Sie, wie Sie trotz des Morbus Crohns wieder mehr Gesundheit und Lebensfreude erlangen können.

Das Bedürfnis nach grundlegenden Informationen über die Erkrankung ist verständlicherweise groß. Die vielen offenen Fragen wollen beantwortet werden, die seit dem Tag der Diagnose im Kopf herumschwirren. Wer sich intensiv mit der Erkrankung auseinandersetzt und sein Schicksal selbst in die Hand nimmt, hat größere Chancen, diese geheimnisvolle Krankheit in den Griff zu bekommen.

Zwar gilt Morbus Crohn eigentlich als unheilbar - zumindest aus dem Blickwinkel der Schulmedizin. Aber ist das wirklich alles, was die Medizin zur Behandlung dieser schweren Krankheit zu bieten hat? NEIN! Man muss nur die Augen weit genug öffnen und sich intensiv mit seriösen Alternativen auseinandersetzen. Dabei ist man allerdings in der Regel völlig auf sich selbst gestellt, sich fundierte Informationen zu beschaffen, damit man das ‚Gute von dem Schlechten' unterscheiden kann. Doch genau hier hilft Ihnen dieses Buch. Profitieren Sie jetzt von den vorgestellten Lösungen, die auch für Ihre verbesserte Lebensqualität sorgen können. Damit die Schübe nicht so heftig ausfallen oder am besten nur noch selten oder gar nicht mehr auftreten. Und damit Sie wieder mehr Nahrungsmittel vertragen, ohne dass es zu schmerzhaften Bauchkrämpfen, Durchfällen und zu unerwünschter Gewichtsabnahme kommt.

Viele Tipps aus der Naturheilkunde können Ihnen helfen, die Schübe zu mildern oder ganz zu verhindern. Und lernen Sie eine der wesentlichsten Ursachen kennen, die im Verdacht steht, für die Entstehung des Morbus Crohns zumindest mitverantwortlich zu sein. Denn wird diese Ursache erst mal ausgeschaltet, kommt es häufig zu erstaunlichen gesundheitlichen Verbesserungen. Da haben sich auch schon so einige Begleiterscheinungen wie Haarausfall und Hautekzeme geradezu in Luft aufgelöst.

Dieses laienverständliche Buch **,'Morbus Crohn – naturheilkundlich und umweltmedizinisch behandeln'** von Sigi Nesterenko soll Ihnen Mut machen, trotz der Krankheit ein möglichst normales Leben zu führen. Es gibt Ihnen einen umfassenden Überblick über Morbus Crohn und ist eine wertvolle Orientierungshilfe, die Sie immer wieder zur Hand nehmen können.

Erfahren Sie in diesem in Buch, welche Maßnahmen am sinnvollsten sind, um Morbus Crohn zu behandeln und die Nebenwirkungen der Medikamente zu lindern. Lesen Sie auch viele Tipps und Ratschläge aus den Bereichen der Naturheilkunde und Ernährung, damit Sie ein möglichst beschwerdefreies Leben genießen und Verschlimmerungen vermeiden können.

Die Autorin Sigi Nesterenko ist selbst seit vielen Jahren von einer selten vorkommenden chronischen Krankheit betroffen. Jahrelang konnte kein Arzt ihren desolaten Gesundheitszustand erklären und eine zuverlässige Diagnose stellen. Seitdem sie am eigenen Leib erfahren hat, was es heißt, an einer seltenen Krankheit zu leiden, die niemand kennt, und um die man sich mit viel Eigeninitiative kümmern muss, um zu überleben, hat sie ihr wertvolles Wissen mittlerweile in über 30 Gesundheitsbüchern veröffentlicht.

Sigi Nesterenko ist inzwischen zu einer gefragten Expertin geworden, wenn es um selten vorkommende Krankheiten und Naturheilkunde geht. Profitieren auch Sie jetzt mit diesem Buch von ihrem unbezahlbaren Wissensschatz.

Chronisch entzündliche Darmerkrankungen

In Deutschland sind über 400.000 Menschen von chronisch entzündlichen Darmerkrankungen betroffen. Die beiden bekanntesten Formen sind Morbus Crohn und Colitis ulcerosa, aber auch Colitis indeterminata und die mikroskopischen Kolitiden werden den chronischen Darmerkrankungen zugeordnet.

Colitis ulcerosa (Cu) und der Morbus Crohn (MC) werden als verwandte Krankheiten gesehen und haben diverse Gemeinsamkeiten in der Symptomatik als auch Behandlungsweise. Gemeinsam ist ihnen auch, dass sich im Darm Entzündungen und Geschwüre bilden, dass sie beide schubweise auftreten und das körpereigene Immunsystem durch überschießende Reaktionen auffällt.

Nicht immer ist die Diagnose von Colitis ulcerosa und Morbus Crohn eindeutig zu stellen. Dies liegt daran, dass die Entzündungen der Dickdarmschleimhaut nicht immer klar abgrenzbar ist. Diese Fälle werden als Colitis indeterminata bezeichnet und beziehen sich auf die Darmentzündungen, bei denen sich im momentanen Stadium noch nicht eindeutig festlegen lässt, ob es sich um Colitis oder Morbus Crohn handelt.

Morbus Crohn

Morbus Crohn ist eine chronisch entzündliche Darmerkrankung und wird auch als Enteritis regionalis Crohn bezeichnet.

Die Krankheit wurde erstmalig 1913 von dem schottischen Chirurgen Thomas Kennedy Dalziel erwähnt, doch erst im Jahr 1932 wurde sie von dem amerikanischen Gastroenterologen Burril B. Crohn als ein eigenständiges Krankheitsbild bezeichnet. Nach ihm wurde die Erkrankung schließlich auch benannt.

Morbus Crohn ist eine Autoimmunerkrankung, bei der es zu einer Zerstörung der inneren Schleimhautschichten kommt.

Typisch für Morbus Crohn ist ein chronischer schubweiser Krankheitsverlauf, der durch beschwerdefreie Intervalle und Phasen mit sehr starken Symptomen gekennzeichnet ist. So erleben innerhalb eines Jahres ca. 50 % der Betroffenen einen erneuten Schub.

Morbus Crohn wird häufig in einem Atemzug mit der ebenfalls zu den entzündlichen Darmerkrankungen gehörenden Colitis ulcerosa genannt. Dies hängt damit zusammen, dass diese beiden Erkrankungen sehr viele Ähnlichkeiten aufweisen. Beide Darmerkrankungen sind entzündlich bedingt und verlaufen chronisch. Auf Grund ihrer zahlreichen Gemeinsamkeiten ist es in etwa 10 % der Morbus Crohn-Patienten nicht möglich, eine eindeutige Abgrenzung zur Colitis ulcerosa vorzunehmen.

Aber trotz vieler Ähnlichkeiten unterscheiden sie sich in einigen Aspekten doch gravierend. Während es bei Morbus Crohn zu einem abschnittsweisen Befall kommt, entsteht bei der Colitis ulcerosa ein kontinuierliches Befallmuster.

Eine weitere Abgrenzung zwischen Morbus Crohn und Colitis ulcerosa besteht darin, dass bei Colitis ausschließlich der Dickdarm betroffen ist, während Morbus Crohn im gesamten Verdauungstrakt auftritt und somit von der Mundhöhle bis zum Darmausgang reichen kann. Somit können die Entzündungen sogar im Mund, in der Speiseröhre, Magen und am After entstehen.

Bei den meisten Betroffenen treten die Entzündungen jedoch im unteren Dünndarm und im Dickdarm auf. Ein Befall von Mund und Speiseröhre kommt seltener vor. Es können gleichzeitig mehrere Bereiche des Verdauungstraktes befallen sein, wobei zwischen diesen kranken Abschnitten jeweils gesunde Bereiche liegen.

Ein weiterer Unterschied ist schließlich, dass bei Morbus Crohn die Entzündungen zerstörerischer wirken, und durch diese extreme Aggressivität der Entzündungen auch tiefer liegende Gewebeschichten erreicht werden, sodass alle Schichten der Darmwand betroffen sind. Hierdurch kann es zur Bildung von Fisteln und Abszessen kommen. Fisteln sind insofern gefürchtet, weil sie Verbindungsgänge zwischen dem Darm und der Körperoberfläche bilden.

Außerdem wird das Darmkrebsrisiko etwa dreimal höher eingeschätzt als bei Colitis. Eine operative Entfernung des Dickdarms führt im Gegensatz zur Colitis nicht zu einer Heilung, weil sich die Entzündungen und Geschwüre an anderen Stellen des Verdauungstraktes erneut bilden.

Da die Erkrankung aus schulmedizinischer Sicht als chronisch und somit nicht heilbar gilt, sind die Patienten in der Regel lebenslang mit dieser Erkrankung konfrontiert. Allerdings wird immer wieder von erfolgreichen Möglichkeiten der Ernährungsumstellung, vielversprechenden naturheilkundlichen Verfahren und neuen Forschungsergebnissen berichtet, die berechtigte Hoffnungen für einen positiveren Krankheitsverlauf aufkommen lassen.

Morbus Crohn kann bei Menschen jeden Alters auftreten, aber die Erkrankung beginnt normalerweise im Alter zwischen 15 und 35 Jahren. Ein gehäuftes Auftreten der Erkrankung erfolgt auch im Alter zwischen 60 und 70 Jahren.

Die Wahrscheinlichkeit, an Morbus Crohn zu erkranken, ist dann erhöht, wenn ein Familienangehöriger ebenfalls betroffen ist, oder wenn eine andere Autoimmunerkrankung wie beispielsweise die Schilddrüsenerkrankung Hashimoto vorliegt.

Verbreitung

Morbus Crohn tritt meistens im Alter zwischen 15 und 35 Jahren und zwischen dem 60. und 70. Lebensjahr auf. Auffallend ist allerdings, dass Morbus Crohn auch immer mehr Säuglinge und Kinder betrifft. Diese Beobachtung ist insofern unbeunruhigend, weil eine Erkrankung in jungen Jahren eine ungünstigere Prognose erwarten lässt.

Derzeit erkranken jährlich ca. 7 von 100.000 Einwohnern neu. Seit 20 Jahren nimmt die Erkrankungsrate stetig zu. Derzeit soll Schweden die höchste Erkrankungsrate haben. Während in Deutschland ca. 150.000 Personen von Morbus Crohn betroffen sind, gibt es in den USA ca. 1 Millionen Patienten. In früheren Jahren waren hauptsächlich Angehörige der weißen Bevölkerung in den USA und Nordeuropa betroffen, heutzutage kommt es allerdings immer häufiger zu Erkrankungen in anderen Regionen wie unter anderem in Südosteuropa.

Die Erkrankung ist auf männliche und weibliche Patienten gleichermaßen verteilt. Da Morbus Crohn in einigen Familien und bestimmten ethnischen Gruppen gehäuft vorkommt, und auch einige begünstigende Gene identifiziert wurden, ist von einer erblichen Veranlagung auszugehen. Auch die Tatsache, dass beispielsweise Eskimos und Indianer nicht an Morbus Crohn erkranken, spricht für den genetischen Einfluss.

Die Verdauung

Verdauung ist ein sehr komplexer individueller Vorgang des Körpers und fordert dem Organismus teils Höchstleistungen ab. Denn immerhin muss der Verdauungstrakt täglich ca. 3 Kilogramm Nahrungsmittel und Getränke bewältigen, damit der Körper mit diversen Nährstoffen und ausreichend Energie versorgt wird. Verdauung ist letztendlich nichts anderes als die Umwandlung der Nahrung in Bestandteile, die der Körper verwerten kann. Die Energie, die der Körper zum Atmen, Denken, Bewegen, Essen, Schlafen, Stoffwechselprozesse und vielem mehr benötigt, gewinnt der Körper aus der Nahrung.

Die Aufgabe der Verdauung ist es, die Nahrung, die wir bestehend aus Kohlenhydraten, Fetten, Vitaminen, Mineralien und Eiweißen zu uns nehmen, aufzuspalten in mikroskopisch kleine Partikel, die von den Körperzellen aufgenommen werden können. Die Zellen benötigen diese Nahrungsbestandteile zur Energiegewinnung, Instandhaltung und für Reparaturvorgänge. Dabei wird die Nahrung zunächst im Mund zerkleinert. Durch den Speichel findet bereits im Kleinen eine Art Verdauung statt. Dies können Sie selbst sehr gut testen, wenn Sie beispielsweise ein Stück Brot sehr lange Zeit im Mund zerkauen. Sie werden feststellen, dass das Brot plötzlich süß schmeckt.

Über die Speiseröhre wird der Nahrungsbrei dann in den Magen befördert, wo er durch die Magensäure weiter verdaut wird. Im Zwölffingerdarm wird die Nahrung durch Enzyme dann soweit zerlegt, dass die einzelnen Bestandteile klein genug sind, um durch die Darmschleimhaut in die Blutbahn abgegeben zu werden. Die Nährstoffe werden schließlich über das Blut im gesamten Körper verteilt.

Die Nahrungsbestandteile, die im Darm verbleiben, können vom Körper nun nicht weiter genutzt werden. Im Dickdarm werden diese auf das Ausscheiden vorbereitet: Sie werden eingedickt (daher auch der Name Dickdarm). Dabei wird dem Nahrungsbrei soviel Wasser entzogen, dass sich seine Masse um rund 75 % reduziert. Ist diese Funktion einmal gestört, d. h. wird dem Nahrungsbrei im Dickdarm nicht genügend Wasser entzogen, so erleben Sie das als Durchfall. Dabei kann der Wasserverlust für den Körper so dramatisch werden, dass es in seltenen Fällen zu einer lebensgefährlichen Dehydratation (Austrocknung, Wassermangel des Körpers) kommen kann.

Obwohl dem Nahrungsbrei hauptsächlich im Dickdarm Flüssigkeit entzogen wird, findet dies zu einem geringen Prozentsatz auch noch im Mastdarm statt. Vergleicht man jedoch die Größe dieser beiden Darmabschnitte miteinander, wird deutlich, dass der Dickdarm in dieser Hinsicht den größten Teil der Arbeit leistet: Mit seinen 20 Zentimetern Länge nimmt er sich im Vergleich zum rund 1,5 Metern langen Dickdarm recht bescheiden aus. Die Hauptaufgabe des

Mastdarms ist es daher, die eigentliche Entleerung des Stuhls in Gang zu bringen.

Man ist das, was man verdaut

Vermeintlich gesunde Nahrung ist nur für denjenigen gesund, dessen Verdauungssystem diese auch verwerten, also vollständig aufspalten kann. Hat jemand beispielsweise eine Intoleranz auf Hefe, wäre es höchst fatal, ihm zu empfehlen, sich am besten von Brot und Brottrunk zu ernähren. Dies würde möglicherweise zu einer ziemlichen gesundheitlichen Katastrophe führen.

Genauso wäre es bei einer Fructoseintoleranz. Hier wäre es höchst unklug, ihm zu raten, sich am besten nur noch von Obst und Gemüse zu ernähren. In diesem Fall würde nämlich nur das genaue Gegenteil zu einer besseren Gesundheit verhelfen: Eine drastische Einschränkung oder bei einer starken Ausprägung der Intoleranz sogar ein totaler Verzicht auf Obst und Gemüse.

Auch der gut gemeinte Rat, am besten Vollkornprodukte zu essen, kann für einen Betroffenen mit Fructoseintoleranz fatal ausgehen, weil Vollkornlebensmittel in diesen Fällen sehr häufig unverträglich sind.

Aber so lange man nicht weiß, auf welche Lebensmittel man reagiert, kommt die Suche oft einem mühsamen und jahrelangen Weg gleich. So ist es für viele Menschen mittlerweile ein großer Segen, dass es entsprechende Tests gibt, mit denen Nahrungsmittelintoleranzen aufgedeckt werden können.

Denn erst dann lebt man gesünder, wenn man die Lebensmittel verzehrt, die der eigene Organismus tatsächlich verwerten kann. Und das schließt unbedingt den Verzicht von unverträglichen Nahrungsmitteln ein. Wird dies nicht berücksichtigt, steht das Immunsystem ständig in Alarmbereitschaft und wird permanent überstrapaziert.

Erfahrungen und Studien, bei denen die als unverträglich bekannten Nahrungsmittel ausgelassen werden, zeigen deutlich, dass in den meisten Fällen durch eine individuell eingestellte Ernährung beachtliche gesundheitliche Fortschritte zu beobachten sind.

Für Betroffene eines Morbus Crohns ist der Verzicht auf unverträgliche Lebensmittel besonders wichtig. Denn nur so werden der Darm und das Immunsystem geschont und nicht permanent mit neuen Reizen überflutet.

Der Darm und seine Flora

‚Der Tod sitzt im Darm' – ein altes Sprichwort, das auf Paracelsus zurückgeführt wird, ist heute aktueller als jemals zuvor, und für Personen mit Morbus Crohn gilt dies ganz besonders. Denn durch die Entzündungen und Geschwüre ist der Darm bei diesen Patienten meist sehr stark in Mitleidenschaft gezogen.

Trotzdem wird in dem Darm lediglich das Organ gesehen, das als Transport- und Ausscheidungsorgan fungiert und nur den Nahrungsbrei vom Magen bis zum Darmausgang befördert - mehr Funktionen werden ihm meistens nicht zugedacht. Dabei spielt der Darm eine so grundlegend bedeutende Rolle bei der Gesunderhaltung eines Menschen, denn ist der Darm krank – ist der ganze Mensch krank.

Aber erst wenn der Verdauungsapparat ins Stocken gerät, wird einem bewusst, wie wichtig die Verdauungsorgane für das allgemeine Wohlbefinden sind.

Der Darm lässt sich mit den Wurzeln einer Pflanze vergleichen. Steht ein Baum auf schlechtem Boden, und kann er über seine Wurzeln nicht die erforderlichen Nährstoffe aufnehmen, kümmert er vor sich hin, und seine Blätter fallen ab. Genauso gut muss sich auch die ‚Pflanze Mensch' mit Nährstoffen versorgen und über gesunde Wurzeln die nötigen Energien aufnehmen.

Was die Wurzeln für den Baum bedeuten – das ist der Darm für den Mensch. Wird der menschliche Organismus über den Darm nicht ausreichend mit Nährstoffen versorgt, kann das sehr gravierende Auswirkungen auf die Gesundheit haben.

Ist der Darm geschädigt, und kann er seine Aufgaben nicht vollständig ausführen, leidet der gesamte menschliche Organismus unter diesem Zustand. So ist der Verdauungsapparat ein wichtiger Indikator für die Gesundheit eines Menschen.

Wenn der Darm intakt ist, fühlt sich der Mensch meistens wohl. Ist der Darm hingegen erkrankt, erschlafft, entzündet, mit Geschwüren überwuchert, von einer Dysbiose, Candidainfektion oder durchlässigen Darmschleimhaut betroffen ist, äußert sich das durch Unwohlsein, Kränkeln und sich einfach nicht gesund fühlen.

Und wenn sich die Symptome in ganz anderen Körperregionen bemerkbar machen, die nicht mittelbar mit dem Darm in Verbindung zu stehen scheinen wie beispielsweise bei Juckreiz, Haarausfall und Müdigkeit, wird nur selten die Ursache im Darm gesucht. Schädliche Einflüsse wirken sich besonders auf die Darmschleimhaut aus, auf den Zustand anderer Schleimhäute des Organismus, sowie auf die Haut. Sie kennen vielleicht die Aussage: ‚Die Haut ist der Spiegel des Darms'. So haben Hauterkrankungen wie Akne,

Neurodermitis und Schuppenflechte sehr häufig ihre Ursache in einer gestörten Darmflora. Ganzheitlich arbeitende Mediziner und Kliniken therapieren diese Erkrankungen daher an der Wurzel, indem sie als Basistherapie eine Darmsanierung ins Behandlungskonzept einbeziehen.

Wenn die gesamte Darmoberfläche ausgebreitet würde, ließe sich ein Fußballplatz damit füllen. Tausende fingerförmige kleine Zotten sitzen in der Darmschleimhaut und sind mit Darmbakterien besiedelt, um die Verdauung in Gang zu halten.

Der längste Abschnitt im Verdauungskanal ist der Dünndarm. Nachdem die Nahrung im Magen vorverdaut wurde, ist es die Aufgabe des Dünndarms, die Nahrungsbestandteile zu resorbieren. Dieses geschieht über die Darmzotten des Dünndarms. Die menschlichen Dünndarmzotten sind bis zu 1,5 mm hoch, unterliegen einer ständigen Abnutzung und wachsen bei gesunden Menschen täglich nach.

Zöliakiepatienten wissen am besten, wie wichtig das Vorhandensein von Darmzotten ist. Sie sind lebenslänglich auf eine glutenfreie Diät angewiesen, damit die Darmzotten gedeihen können. Wird diese Ernährung nicht konsequent eingehalten, erleiden sie eine Zottenatrophie, was meistens eine komplette Zerstörung der Dünndarmzotten bedeutet. Durch die fehlenden Zotten leiden die Betroffenen unter einem gefährlichen Nährstoffmangel mit dem Risiko für zahlreiche Folgeerkrankungen wie z. B. Diabetes.

Durch bestimmte Lebensmittel wie z. B. Kuhmilchprodukte können die Darmzotten auch bei Nicht-Zöliakie-Betroffenen stark angegriffen werden. Durch den hohen Kaseinanteil der Kuhmilchprodukte werden die Zotten verklebt und können oft nur als Büschel den Darm verlassen, anstatt dass sie als einzelne Zotten abgetragen werden. Diese Form der Abtragung führt dazu, dass in der Darmschleimhaut Mikrorisse entstehen, die den Darm durchlässig werden lassen.

Der Dickdarm

Der Dickdarm ist bis zu 1,8 Meter lang und besteht aus dem Blinddarm, dem eigentlichen Kolon und dem Enddarm. Letzterer ist das ca. 20 cm lange Endstück des Dickdarms, das in den After mündet. Ein Teilbereich des Enddarms wird als Mastdarm (Rektum) bezeichnet und bildet quasi den Abschluss des Dickdarms, indem dieser direkt an den Schließmuskel anschließt. Seine Hauptaufgabe besteht darin, als Reservoir zur Verfügung zu stehen, damit sich der Stuhl bis zur Entleerung hier sammeln kann.

Der Dickdarm nimmt Wasser und Mineralien aus dem Stuhl auf. Wenn der Stuhl vom Dünndarm in den Dickdarm übergeht, befindet sich dieser noch in einer sehr flüssigen Konsistenz. Aufgabe des Dickdarms ist es, den

Nahrungsbrei einzudicken. Auf Grund dieses Ein**dickens** hat der **Dick**darm seinen Namen erhalten. Bei diesem Prozess entzieht der Dickdarm dem Nahrungsbrei Wasser, um so auch für einen ausgeglichenen Wasserhaushalt zu sorgen.

Nach dem Durchlaufen des S-Darms erreichen die unverwertbaren Nahrungsreste schließlich den Enddarm, um von hier aus den Körper zu verlassen.

Das Immunsystem des Darms

Der Darm ist das größte Immunsystem des Körpers. Über 80 Prozent der Abwehrzellen sind im Darm tätig, was im Umkehrschluss bedeutet, dass bei einer defekten Darmflora eine starke Beeinträchtigung des Immunsystems vorliegt.

Die Abwehrzellen des Darms sind meistens die ersten ihrer Art, die mit Fremdstoffen aus der Umwelt in Kontakt kommen. Der Dünndarm verfügt über drei Abwehrbarrieren: Die Dünndarmschleimhaut, der Schleim auf der Schleimhaut und die Bakterienflora auf der Schleimhaut.

Die darmassoziierten Abwehrzellen werden erst langsam nach der Geburt aufgebaut. Bis zum Ende des ersten Lebensjahres verfügen Babys noch nicht über Enzyme, die für die Verdauung von tierischen Eiweißen und Fetten erforderlich sind. Wenn im ersten Lebensjahr trotzdem schon Nahrungsmittel mit diesen Bestandteilen zugeführt werden, kann es schnell zu Fäulnis- und Gärungsprozessen im Darm kommen. Ein Aufbau der gesunden Darmflora wird dadurch erschwert.

Untersuchungen haben gezeigt, dass das Immunsystem von Kindern wesentlich besser ausgeprägt ist, wenn sie als Baby gestillt wurden. Kinder, die mit Ersatzmilch aufwachsen, verfügen über ein deutlich weniger intaktes Immunsystem. Dieses wird darauf zurückgeführt, dass sich die Darmflora der Säuglinge durch die Zusammensetzung der Muttermilch besser aufbauen kann. Als Folge erkranken Kinder, die gestillt wurden, deutlich seltener an Allergien als ihre nicht gestillten Altersgenossen.

Die Darmschleimhaut

Der Darmtrakt ist mit einer Schleimschicht ausgestattet, mit der fremde Substanzen abgefangen werden. Mit einer Größe eines Fußballfeldes ist die Darmschleimhaut und nicht die Haut (wie oft angenommen wird) die größte Kontaktfläche des Körpers zur Umwelt.

Bei einem gesunden Menschen ist die Darmschleimhaut mit einer stabilen Darmflora besiedelt und stellt damit eine natürliche Barriere gegen von außen eintretende krankmachende Keime dar. Diese Barriere ist eine der wichtigsten Grundlagen für einen gesunden Organismus! Ist die Darmschleimhaut intakt, kann sie zwischen schädlich und nützlich unterscheiden. So werden die erwünschten Nährstoffe von den Darmschleimhautzellen aufgenommen und an den Blutkreislauf weitergeleitet – die schädlichen Eindringlinge werden hingegen aufgehalten und zur Ausscheidung weitergeführt.

Die im Darm angesiedelten Abwehrzellen sind oft die ersten, die mit Fremdstoffen oder Mikroben aus der Umwelt in Kontakt kommen. Deswegen entscheidet sich hier, was in den Körper aufgenommen und was ausgeschieden wird, indem die Darmschleimhaut quasi die innere Grenze des Körpers zur Außenwelt darstellt. Die Darmschleimhaut ist somit das erste Verteidigungssystem gegen Fremdstoffe von außen.

Dabei gestaltet sich die Darmschleimhaut wie ein Netz, das als Schutz im Darm vorhanden ist, um zu verhindern, dass Giftmoleküle und Allergene in den Blutkreislauf und somit in den Körper eindringen können. Täglich ist die Darmschleimhaut mit zahlreichen Stoffen konfrontiert.

Die Energieversorgung der Darmschleimhautzellen erfolgt über kurzkettige Karbonsäuren, die von einer gesunden Darmflora gebildet werden. Ist die Darmflora auf Grund ihrer Dysbiose nicht in der Lage, die Karbonsäuren zu bilden, führt dies zu einer Unterversorgung der Darmschleimhautzellen. Als Folge können sich Entzündungen in einzelnen Darmabschnitten entwickeln.

Wenn die Schleimhaut intakt ist, gelangen Fremdstoffe und unverdaute Bestandteile als Abfallstoffe erst gar nicht weiter in den Organismus, sondern werden über den Darm ausgeleitet. Beim Leaky Gut Syndrom ist aber genau an dieser Stelle der Schwachpunkt: Substanzen, die normalerweise verdaut werden, gelangen durch die löchrige Darmschleimhaut in den Blutkreislauf und damit in den gesamten Organismus. Damit können generalisierte Allergien oder Nahrungsmittelallergien ausgelöst werden.

Bildlich gesehen kann man sich das so vorstellen, als wenn Ihr gegessenes Salatblatt und der beigelegte Putenstreifen in Ihrem Blutkreislauf landen und darin herumschwimmen. Dort aber gehören diese festen Nahrungsbestandteile nicht hin, sondern sie müssen vorher in die einzelnen Nährstoffe beziehungsweise kleinste Moleküle aufgeteilt werden.

Geschieht dies nicht, gelangen die unverdauten Nahrungsbestandteile in den Blutkreislauf. Von hier aus werden sie in den ganzen Körper verteilt und richten großen Schaden an.

Die unverdauten Nahrungsbestandteile bilden eine schlammartige Masse, die andere Organe belastet und damit deren Funktionstüchtigkeit stark beeinträchtigt. Zusätzlich zu den unvollständig gespaltenen Nahrungsbestandteilen gelangen auch Toxine über die durchlässige Darmschleimhaut in den Körper, was dann zu verschiedensten krankhaften Beschwerden führen kann.

Die Darmschleimhaut wird beim Leaky Gut Syndrom von mehr krankhaften Darmbakterien und Pilzen bewohnt als von gesunden Bakterien. Dabei produzieren krankhafte als auch gesunde Bakterien bestimmte Verdauungsgifte, die bei einer gestörten Darmschleimhaut in den Körper gelangen können.

Durch das Leaky Gut Syndrom können sich die Darmschleimhäute entzünden und die Darmzotten beschädigt werden. Damit stehen erforderliche Enzyme und Sekrete nicht ausreichend zur Verfügung, was allerdings für eine gesunde Aufnahme von Nährstoffen und für eine vollständige Verdauung aber erforderlich ist.

Auch bei Patienten mit Morbus Crohn ist die Barriere der Darmschleimhaut gestört, sodass sich der Körper nicht ausreichend gegen das Eindringen von Fremdkeimen wehren kann. Aus dieser Situation heraus reagiert das Immunsystem überaktiv und kämpft auch gegen die körpereigenen Keime, was letztendlich Entzündungen der Darmschleimhaut auslöst.

Die Darmflora

Die Gesamtheit der im Darm lebenden Kleinstlebewesen (Mikroorganismen) wird als Darmflora bezeichnet. Der Mensch kommt mit einer nicht voll entwickelten Darmflora zur Welt, was Mediziner als ‚abnormale Darmflora' oder ‚Mikrobiota' bezeichnen. Die Darmflora muss sich in den ersten Lebensmonaten entwickeln, dazu bedarf es einer Ansiedelung von Probiotika. Die ersten Bakterien erhält der Mensch während des Geburtsvorgangs, weitere kommen während der Stillzeit über die Muttermilch und später durch feste Nahrung hinzu.

Obwohl die mikrobiologische Darmflora schon seit Ende des 19. Jahrhundert bekannt ist, wurde ihre eigentliche Bedeutung erst vor wenigen Jahrzehnten entdeckt. Anfangs wurde das Vorhandensein von Darmbakterien zunächst als ein krankhafter Zustand angesehen. Aber das Bild änderte sich bald, als man feststellte, dass der Mensch für seine Gesundheit eine intakte Darmflora benötigt.

Eine gesunde Darmflora ist für den gesamten Organismus lebensnotwendig, um gegenüber der Umwelt gewappnet zu sein. In einem gesunden Darm leben ca. 100 Billionen Bakterien, die mehr als 400 verschiedenen Arten angehören und in gesundheitsschädigende, fäulnisbildende Bakterien (Kolibakterien, Fäulnisflora) und darmfreundliche Bakterien (Probiotika, Säuerungsflora) eingeteilt werden. Die nützlichen Bakterien erhalten den Darm gesund und sorgen für die Immunabwehr.

Schon Prof. Otto Warburg hat vor 70 Jahren darauf hingewiesen, dass durch einen gestörten Darmstoffwechsel die Entstehung und Ausbreitung von Krebszellen begünstigt werden. Prof. Otto Warburg war zu seiner Zeit ein hoch angesehener Wissenschaftler, der 1931 als Nobelpreisträger bekannt wurde.

Der Darm wird also durch die Ansiedelung von nützlichen Bakterien gesund gehalten. Diese sorgen für die Immunabwehr und bilden eine natürliche Schranke gegen die Ansiedelung und Vermehrung von unerwünschten Mikroorganismen wie z. B. Hefepilzen. Da jeder Bakterienstamm eigene Aufgaben im Darm übernimmt, ist es wichtig, dass möglichst viele verschiedene gesunde Keime vorhanden sind. Sie alle leben in einer gut aufeinander abgestimmten Symbiose und bilden die Voraussetzung für eine umfassende Gesundheit. So sind Bifidobakterien u. a. dafür zuständig, Folsäure, B-Vitamine, Biotin und rechtsdrehende Milchsäure zu produzieren. Sind nicht genügend Bifidobakterien vorhanden, entwickelt sich ein Mangel an diesen wichtigen Nährstoffen.

Ist die Bakterienflora des Darms in einem gesunden Zustand, spricht man von einer Eubiose. Die meisten Menschen leiden heutzutage allerdings unter einer Dysbiose, einer Störung der natürlichen Lebensgemeinschaft von Mensch und Mikroorganismen.

Durch den heutigen Lebensstil, der geprägt ist durch viel Stress, denaturierte und zuckerreiche Ernährung, Umweltbelastungen, Abführmittel, Nikotin und Alkohol und unkontrollierte Antibiotika- und Cortisoneinnahmen nehmen die schädlichen Darmbakterien immer weiter zu. Ein Darm mit einer gesunden und ausgeglichenen Darmflora gehört bei Erwachsenen schon fast zur Ausnahme, und auch bei Kindern ist diese Entwicklung immer häufiger zu beobachten. Die Folge ist das zunehmende Erlahmen des Immunsystems und ein vermehrtes Auftreten von Mykosen. Häufig entsteht die Dysbiose auch durch falsche Eßgewohnheiten wie zu üppigen und zu fetthaltigen Mahlzeiten oder in falscher Zusammensetzung, weil zu schwer verdaubar.

Durch das Übergewicht der krankheitsfördernden Darmbakterien gelangt nicht mehr ausreichend Sauerstoff ins Gewebe. Schlackenstoffe und Abfallgifte werden nicht mehr abgebaut und stattdessen im Bindegewebe eingelagert. Dadurch kommt es zwangsläufig zur Selbstvergiftung des Körpers.

Die Folgen sind Müdigkeit, Rheuma, Schuppenflechte, Allergien, Entzündungen und viele andere Beschwerden, die oftmals leider nicht ursächlich untersucht werden. Ist die Darmflora ins Ungleichgewicht (Dysbiose) gerutscht, ist es also wichtig, das Gleichgewicht zwischen den Bakterien der Säuerungsflora und der Fäulnisflora wieder herzustellen.

Bei einer Dysbiose ist sehr oft der Candida-Hefepilz anzutreffen. Dabei fehlen häufig die wichtigsten Milchsäurebakterien wie Laktobazillen und Bifidobakterien. Durch das ungesunde Darmmilieu kann die Nahrung nicht vollständig verdaut werden, sodass es schnell zu Fäulnis und Gärung kommt. Wer Blähungen hat, weiß ein Lied davon zu singen, wie unangenehm regelmäßige Gärungsprozesse im Darm sein können.

Je länger dieses krankhafte Darmmilieu andauert und unbehandelt bleibt, desto weiter eskaliert erfahrungsgemäß die Situation. Die unterhalb der Darmbakterien liegende Darmschleimhaut wird durchlässig, sodass unverdaute Nahrungsbestandteile in die Blutbahn geraten. Das Leaky Gut Syndrom ist damit geschaffen und sorgt für viele Nahrungsmittelintoleranzen. Wird der Darm in diesem Stadium immer noch nicht richtig saniert, nehmen diese Unverträglichkeiten immer weiter zu, bis irgendwann kaum noch Lebensmittel vertragen werden, und der Patient völlig verzweifelt.

Durch den Verzehr von unverträglichen Nahrungsmitteln wird die Darmflora immer noch stärker in Mitleidenschaft gezogen. Denn durch die nicht verträglichen Lebensmittel entstehen häufig Blähungen mit Fuselalkoholen und Fäulnisbakterien, die die ‚guten Darmbakterien' verdrängen können.

Durch das sich immer weiter verschlechternde Darmklima treten immer häufiger alt bekannte Symptome auf, und neue gesellen sich hinzu.

Warum eine Darmsanierung bei Morbus Crohn?

Da bei Patienten mit Morbus Crohn häufig eine gestörte Darmflora anzutreffen ist, beziehen ganzheitlich arbeitende Therapeuten eine Darmsanierung mit in das Behandlungskonzept ein. Aus naturheilkundlicher Sicht soll eine Dysbiose der Darmflora sogar ursächlich an der Entstehung von Morbus Crohn beteiligt sein. So gehen ganzheitlich arbeitende Therapeuten zudem davon aus, dass sich nicht nur Morbus Crohn aus der Dysbiose entwickeln kann, sondern auch Colitis ulcerosa, Zöliakie bis hin zu Darmkrebs.

Mittlerweile gibt es zahlreiche Erfahrungsberichte von Patienten, die durch eine Darmsanierung ihre Morbus Crohn-Symptome deutlich verbessern und die Remissionen verlängern konnten. Auch auf schulmedizinischer Ebene gibt es erste Ansätze, durch die Sanierung der Darmflora die Behandlung von Morbus Crohn erfolgreicher zu gestalten.

Um zu überprüfen, welche Bakterien vermindert sind, oder welche schädlichen Mitbewohner Überhand genommen haben, sollte man den Zustand der Darmflora anhand einer Stuhlprobe in darauf spezialisierten Laboren untersuchen lassen. Wird hierdurch festgestellt, dass im Darm zu wenige gesundheitsfördernde Bakterien vorhanden sind, und schädliche Darmbewohner wie Fäulnisbakterien, Candida und Parasiten Überhand genommen haben, ist die Zuführung entsprechender Bakterien wichtig.

Wofür ist eine intakte Darmflora gut?

Gesunde Darmbakterien unterstützen die Verdauung, indem sie die Darmtätigkeit und Darmbewegungen anregen, was zu einer besseren Assimilation der Nährstoffe führt. Davon profitiert auch die Darmschleimhaut, da sie wesentlich besser mit Nährstoffen versorgt wird.

Außerdem produziert die Darmflora Verdauungsenzyme, die nicht nur für die reibungslosen Verdauungsabläufe erforderlich sind, sondern die auch die Fäulnisbakterien in ihre Schranken weisen.

Bifidobakterien und Laktobacillus gelten als die wichtigsten Gegenspieler der Kolibakterien und sorgen dafür, dass die Darmflora im Gleichgewicht bleibt. Als ideal gilt ein Verhältnis von 85 % darmfreundlichen Bakterien und 15 % Fäulnisbakterien.

Aber auch im Dickdarm kann eine Fehlbesiedelung existieren, was allerdings von Therapeuten nicht immer berücksichtigt wird. Die Flora des Dickdarms besteht aus 10 verschiedenen Bakterienstämmen wie den Bakterien Koli, proteus und faecalis.

Die Darmflora gilt dann als gestört, wenn die Hauptbakteriengruppen vermindert sind, und die körperfremden Bakterienarten Überhand genommen haben. Diese schädlichen Kolibakterien bilden während ihres Fäulnisstoffwechsels zahlreiche Giftstoffe wie z. B. die Eiweißzersetzungsprodukte Indikan und Skatol. Sind diese im Darm vorhanden, gelten sie als deutliche Hinweise auf eine Dysbakterie und auf Mykosen. Für einen durchschlagenden Erfolg der Darmsanierung ist es maßgeblich erforderlich, dass auch die unterhalb der Darmflora angesiedelte Darmschleimhaut therapiert wird.

Weitere Informationen zu diesen Themen lesen Sie in den Büchern ‚Leaky Gut Syndrom -- der durchlässige Darm' und ‚Neue Energie ohne Candida' von Sigi Nesterenko.

Und noch ein guter Rat zum Schluss: vermeiden Sie bei Verstopfung regelmäßige Einnahmen von Abführmitteln. Sie führen damit nicht nur wichtige Mineralien und Nährstoffe aus, sondern fördern die Darmträgheit und fügen der Darmflora schwere Schäden zu.

Wie können Sie Ihren Darm sanieren?

Durch die Ansiedelung von nützlichen Bakterien wird der Darm zur Gesundung geführt. Da jeder Bakterienstamm eigene Aufgaben im Darm übernimmt, ist es wichtig, dass möglichst viele verschiedene gesunde Keime vorhanden sind. Sie alle leben in einer gut aufeinander abgestimmten Symbiose und bilden die Voraussetzung für eine umfassende Gesundheit.

Ist die Darmflora ins Ungleichgewicht gerutscht, ist es wichtig, ein ausgewogenes Verhältnis zwischen den Bakterien der Säuerungsflora und der Fäulnisflora wieder herzustellen.

Der Darm braucht Nahrung, und zwar bestehend aus lebenden Makroorganismen – Milchsäurestämmen, Milchsäurebakterien und Faserstoffen, damit die Darmzotten wieder gereinigt und von Milchsäurebakterien bevölkert werden können.

Dann erhält der Darm nach einer gewissen Zeit wieder die Möglichkeiten, seine ursprünglichen Aufgaben zu erfüllen anstatt Durchfall, Verstopfung, Darmkrämpfe, Darmbluten, Blähungen oder Hämorrhoiden zu produzieren. Auch rechtsdrehende Milchsäure in Form von Brottrunk und apothekenpflichtigen Präparaten sorgt für ein besseres Darmmilieu. Besonders wenn der Stuhlgang zu alkalisch ist, sollte mithilfe der rechtsdrehenden Milchsäure die Darmflora ‚angesäuert' werden. Dies ist erforderlich, damit sich die gesunden Darmbakterien besser ansiedeln können und dem oft vorhandenen Candida-Hefepilz die Lebensgrundlage entzogen wird.

So bleibt Ihre Darmflora gesund

- Bewegen Sie sich täglich und möglichst an der frischen Luft.

- Meiden Sie Fast Food, Zucker, Alkohol und Weizenprodukte, und bevorzugen Sie Gemüse, Kartoffeln, Vollkornprodukte, saures Obst und Biofleisch.

- Verzichten Sie auf Lebensmittel, die Farbstoffe, Konservierungsstoffe, Emulgatoren und Aromen beinhalten.

- Ergänzen Sie Ihre Nahrung mit probiotischen und prebiotischen Lebensmitteln und Nahrungsergänzungsmitteln, die gesunde Darmbakterien einhalten wie Laktobazillen und Bifidobakterien.

- Verzichten Sie auf Nahrungsmittel, auf die Sie allergisch oder mit Intoleranzen reagieren.

Symptome

Morbus Crohn beginnt häufig mit eher unspezifischen Beschwerden, die auch bei anderen Erkrankungen auftreten können. Viele Betroffene verspüren ein allgemeines Krankheitsgefühl, das mit einer ausgeprägten Müdigkeit und einem auffallenden Leistungsabfall einhergeht.

Neben dieser ausgeprägten Müdigkeit sind starke Durchfälle und kolikartige Schmerzen im rechten Unterbauch typische Anzeichen für die Erkrankung. Die rechtsseitigen Bauchschmerzen werden oftmals vorschnell mit einer Blinddarmentzündung verwechselt. Die krampfartigen Bauchschmerzen treten hauptsächlich nach einer Mahlzeit auf, aber sie können auch durch Blähungen oder Darmverengungen entstehen.

Außerdem können ein starker Gewichtsverlust innerhalb weniger Wochen, Übelkeit, Erbrechen und Fieber wichtige Symptome sein, die mit Morbus Crohn in Zusammenhang stehen.

Als typisches Leitsymptom des Morbus Crohns wird ein dünnflüssiger oder breiiger Durchfall gesehen, der mehrmals täglich auftritt. Dennoch kann man sich auf dieses Körpersignal nicht hundertprozentig verlassen, weil es immer wieder Betroffene gibt, bei denen kein Durchfall auftritt.

Bei vielen Patienten kündigt sich der Morbus Crohn auch in Form von Fisteln an, die sich häufig im Bereich des Darmausgangs bilden.

Bei etwa der Hälfte der Betroffenen kommt es außerdem zu Symptomen, die außerhalb des Verdauungstraktes auftreten. Am häufigsten sind die Gelenke betroffen, aber auch Hautveränderungen, Einrisse und Abszesse im Analbereich, und Augenentzündungen sind typische Begleiterscheinungen. Es wird vermutet, dass diese Symptome genauso wie der Morbus Crohn selbst durch ein fehlgesteuertes Immunsystem auftreten. Sobald die Grunderkrankung des Morbus Crohns erfolgreich behandelt wird, bilden sich diese extraintestinalen Symptome in der Regel zurück.

Die einzelnen Beschwerdebilder sind also sehr vielschichtig. Welche Symptome letztendlich auftreten, ist abhängig von der Lage und des Ausmaßes der Entzündungen.

Die wichtigsten Symptome im Überblick:

- Durchfall mit oder ohne Blut
- Bauchschmerzen
- Blähungen
- Gewichtsverlust
- Fieber
- Müdigkeit
- Nachtschweiß
- Appetitmangel
- rektale Blutungen
- Rektumschmerzen
- Übelkeit
- Erbrechen
- Blutanämie
- ‚schwimmender Stuhl' durch eine unzureichende Fettverdauung
- Fisteln, besonders am Darmausgang
- Abszesse, besonders am Darmausgang
- Anstieg der weißen Blutkörperchen

Depressionen bei Morbus Crohn

Depressionen sind bei chronischen Erkrankungen gehäuft anzutreffen. Aus Studien ist bekannt, dass etwa jeder vierte Morbus Crohn-Patient oft depressiv oder niedergeschlagen ist. Aus diesem Grund ist es enorm wichtig, dass nicht nur die körperlichen Symptome behandelt werden, sondern dass auch eine rechtzeitige Erkennung und Therapie der Depressionen erfolgt.

Die Erkrankung selbst, eine reduzierte Leistungsfähigkeit und ständige Anpassungen an die sich wechselnden Krankheitsumstände können auf Dauer sehr zermürbend wirken und die Psyche stark belasten. Aber auch Ängste vor erneuten Schüben, stetigen Untersuchungen, Nebenwirkungen von Medikamenten, Angst vor einem Arbeitsplatzverlust und möglicherweise häufige Auseinandersetzungen mit der Familie können die Entstehung von Depressionen begünstigen.

Wer chronisch erkrankt ist, läuft Gefahr, spätestens dann in eine depressive Phase zu geraten, wenn er keinen Fortschritt in der Gesundung mehr feststellt. Auch eine Verschlimmerung des Zustandes kann diesen Effekt auslösen.

Die in diesem Zusammenhang auftretende Depression kann den gesamten Lebensbereich betreffen und das Privatleben als auch den Arbeitsplatz oder das Studium stark beeinträchtigen. Das stetige Gefühl von Traurigkeit, innerer Leere, Verzweiflung und Zukunftsangst sind typische Anzeichen, die auf Grund einer Depression entstehen können.

Die Depression betrifft nicht nur die Gemütslage und das Wohlbefinden, sondern tangiert auch das Schlafvermögen und das Essverhalten. Denn häufig geht die Depression auch mit gravierenden Schlafstörungen und Appetitverlust einher.

Als besonders depressionsgefährdet gelten Betroffene, die noch jung sind, im Arbeitsleben stehen und in ihrem Alter naturgemäß noch nicht mit schweren Erkrankungen gerechnet haben. Mit abnehmender Leistungsfähigkeit kommt irgendwann Panik auf, dass man mittelfristig seinen Beruf nicht mehr ausüben und sich seinen Lebensplan nicht erfüllen kann. Und auch das Umfeld jüngerer Menschen ist noch nicht mit dem Phänomen ‚chronischer Krankheiten' in dem Maße konfrontiert, als dass es dem Betroffenen entsprechend begegnen könnte.

Dennoch fällt dem Umfeld die depressive Gemütslage oftmals wesentlich eher auf als dem Betroffenen selbst. Es gibt allerdings auch die umgekehrte Situation, in der die Betroffenen ihre Depression derart gut kaschieren können, dass das Umfeld überhaupt nichts davon mitbekommt und nicht einen Hauch einer Ahnung davon hat, dass eine bedrohliche Depression vorliegt.

Eine seelische Betreuung kann bei vielen Morbus Crohn-Patienten zu einer besseren Akzeptanz der Erkrankung und einem milderen Krankheitsverlauf führen. Wenn Sie das Gefühl von Hoffnungslosigkeit haben, sprechen Sie Ihren Arzt unbedingt darauf an. Lassen Sie sich aber nicht mit der Verschreibung von Antidepressiva abspeisen, sondern legen Sie Wert darauf, dass Ihnen eine therapeutische Gesprächstherapie ermöglicht wird.

Risiken, Komplikationen und Folgeerkrankungen

Langfristig kann Morbus Crohn auch zu Folgeerkrankungen führen wie Arthritis, Leber- und Gallenerkrankungen, Augenentzündungen, Hauterkrankungen, Gelenkbeschwerden und Osteoporose. Diese Erkrankungen, die außerhalb des Magen-Darm-Traktes auftreten, bezeichnet man als ‚extraintestinale Manifestationen'.

Warum diese Folgeerkrankungen auftreten, ist bisher noch nicht endgültig geklärt. Ob es aber überhaupt zu diesen Folgeerkrankungen kommt, ist weitestgehend davon abhängig, wie umfangreich die Darmentzündung ist und wie lange diese bereits besteht. Wenn der Morbus Crohn erfolgreich behandelt wird, verbessern sich meistens auch die Begleiterkrankungen.

Die gefürchtetste Folgeerkrankung resultierend aus dem Morbus Crohn ist die Entstehung von Darmkrebs. Diverse Studien haben längst gezeigt, dass das Darmkrebsrisiko deutlich erhöht ist, und es im Laufe der Zeit zu Tumoren im Darm kommen kann. Daher sollten Darmkrebsvorsorgeuntersuchungen unbedingt regelmäßig durchgeführt werden.

Neben diesen Folgeerkrankungen können außerdem Komplikationen auftreten, die sich hauptsächlich auf den Darm beziehen. Zu schwerwiegenden Problemen kommt es bei etwa 6 Prozent der Patienten.

Stenosen

Unter Stenosen versteht man Einengungen des Darms, die durch die Ausstülpungen entstehen, indem diese einen Darmabschnitt derart zusammendrücken, dass die Verdauung behindert wird. In Einzelfällen kann diese Engstelle so stark ausgeprägt sein, dass ein Darmverschluss droht.

Zunächst versucht der Darm jedoch, die Einengung zu überwinden und den Darminhalt trotz dieses Hindernisses zu befördern. Hierdurch kommt es zu einer gesteigerten Darmbewegung und zu Kontraktionen der Muskulatur, sodass krampfartige Bauchschmerzen auftreten können. Je weiter die Engstelle in ihrem Ausmaß zunimmt, desto mehr besteht jedoch die Gefahr, dass die Nahrungsreste nicht mehr über dieses Hindernis hinaus befördert werden können und als Folge ein Darmverschluss entsteht.

Darmverschluss

Bei bis zu 30 % der Morbus Crohn-Patienten kommt es während des Krankheitsverlaufs zu einem Darmverschluss.

Einem Darmverschluss geht in der Regel die Entstehung einer Darmengstelle (Stenose) voraus. Wenn die Engstelle so weit gediehen ist, dass kein Transport des Darminhaltes mehr möglich ist, und der Darm somit komplett blockiert ist, kommt es zu einem gefährlichen Darmverschluss. Da dieser Zustand lebensbedrohlich werden kann, weil die Durchgängigkeit des Darms gewährleistet werden muss, ist es erforderlich, dass schnellstmöglich ein operativer Eingriff als Notfall-Operation erfolgt.

Verengungen des Darms entstehen, je öfter es zu Entzündungen der Darmschleimhaut kommt. Dies führt zu Veränderungen der Schleimhautstruktur, sodass häufig Narben entstehen, die Verengungen des Darmkanals mit sich bringen. Es besteht die Gefahr, dass diese Vernarbung schrumpft, und so den

Dickdarm teilweise oder gar vollständig verschließen kann. Ein normaler Stuhlgang ist dann nicht mehr möglich.

Kommt es nur zu einer Teilblockade des Darms, so ist zwar auch eine Operation erforderlich, aber diese kann zeitlich geplant werden und muss nicht als Notfall-Operation erfolgen.

Toxisches Megakolon

Als toxisches Megakolon wird eine Erweiterung des Dickdarms bezeichnet, die mit einer chronischen Verstopfung einhergeht und eine lebensbedrohliche Folgeerkrankung verschiedener Darmkrankheiten ist. Auch bei Morbus Crohn kann diese gefährliche Komplikation auftreten, was eine besondere Schwere der Erkrankung bedeutet.

Die jeweiligen Patienten sind extrem krank, und ca. 4 % der Betroffenen überleben diesen Zustand nicht. Kommt es durch das Megakolon sogar zum Platzen des Darms, so erhöht sich die Sterblichkeitsrate auf bis zu 20 %. Das Platzen der Darmwand wird durch den Staudruck ausgelöst, der durch die Verstopfung, die Darmerweiterung und das im Darm befindliche Gas aufgebaut wird. Wenn dann der Darminhalt in die Bauchhöhle gelangt, wird dies lebensbedrohlich.

Auch eine Bauchfellentzündung, ein Darmverschluss und ein Schock mit Multiorganversagen können gefährliche Komplikationen des toxischen Megakolons sein.

Als Folge reagiert der Körper wie bei einer Vergiftung, indem sich das toxische Megakolon durch einen aufgetriebenen Bauch, Blähungen, Bauchschmerzen, Erbrechen, Herzrasen, hohes Fieber, Dehydrierung und einen Kreislaufschock bemerkbar macht. Da diese Symptome allerdings nicht immer auftreten, kann es im Einzelfall zu falschen Diagnosen kommen. Für eine sichere Diagnose und um nicht wertvolle Zeit zu verlieren, ist daher eine Röntgenaufnahme wichtig.

Das Risiko für das toxische Megakolon erhöht sich, wenn die Entzündung auf die komplette Darmwand ausgebreitet ist. Hierdurch kann der Darm überdehnt werden und letztendlich sogar platzen. Als Folge kann sich die Entzündung auf den gesamten Bauchraum ausweiten.

Bei einem toxischen Megakolon sollte sofort eine Klinikeinweisung erfolgen, und je nach Situation muss unverzüglich eine Operation durchgeführt werden. Um die Diagnose des toxischen Megakolons stellen zu können, überprüft der Arzt, ob unter anderem folgende Symptome vorliegen: eine erhöhtes Herzfrequenz, eine erhöhte Anzahl der weißen Blutkörperchen, niedriger Blutdruck, Blutarmut, Elektrolytstörung und Flüssigkeitsmangel.

Abszess

Wenn Entzündungen mit Eiter gefüllt sind, spricht man von einem Abszess. Diese können mit Schwellungen, Entzündungen und sogar Zerstörungen von Gewebe einhergehen. Wenn auf Grund des Morbus Crohns ein Abszess vorliegt, kann dieser häufig im Bauchbereich ertastet werden.

Bei sehr kleinen Abszessen, die zudem noch auf den Darm beschränkt sind, ist eine Antibiotikatherapie oft ausreichend. Meistens bildet sich die Entzündung durch diese Behandlung bereits nach wenigen Tagen zurück.

Größere Abszesse gehen häufig mit hohem Fieber einher und können sich in der Wand des Dickdarms ausbreiten. In der Regel können die Abszesse in dieser Größe nicht durch die alleinige Verabreichung von Antibiotika zum Abklingen bewegt werden. In diesen Fällen müssen andere Therapieformen gefunden werden, die zu seiner Abheilung bzw. Entfernung führen. Im Normalfall wird der Abszess dann operativ entfernt.

Es gibt aber auch die Möglichkeit, mithilfe eines Katheters die Flüssigkeit des Abszesses aus dem Körper auszuleiten.

Ein Abszess muss immer zügig behandelt werden, weil ansonsten unkalkulierbare Folgeerkrankungen auftreten können. Gefürchtet ist dabei besonders das Übertreten der Eiterherde auf die benachbarten Organe wie beispielsweise in die Harnblase, was zu einem kothaltigen Urin führen würde. Auch ein Übergang des Eiters in die Blutbahn ist gefährlich, indem dieses eine Sepsis nach sich ziehen kann.

Fisteln

Auch Fisteln können als eine unliebsame Folgeerscheinung des Morbus Crohns auftreten. Eine Fistel ist eine krankhafte röhrenförmige Verbindung zwischen zwei Organen bzw. einem Organ und dem umgebenden Gewebe. Sie kann auch als Verbindung zwischen zwei Darmschlingen entstehen.

Kommt entzündetes bzw. geschädigtes Gewebe in direkten Kontakt, sind oft Verklebungen die Folge der Infektion. Wenn das Gewebe auf diese Weise heilt, kann das Ergebnis eine Fistel sein. Dabei ist es möglich, dass die Entzündung auf ein anderes Organ überspringt. Sollte dies der Fall sein, können zwischen diesen Organen Verbindungsgänge entstehen.

Auch im Falle eines Morbus Crohns können andere Organe auf diese Weise in Mitleidenschaft gezogen werden wie die Harnblase, der Dünndarm, die Scheide oder auch die Haut. Da die Darmregion häufig durch Verwachsungen geprägt ist, sind Fisteln, die in die freie Bauchhöhle hineinragen, eher selten.

Die Behandlung der Fistel ist grundsätzlich immer eine Fall zu Fall Entscheidung und hauptsächlich abhängig von der Lokalisation der Fistel. Während Fisteln in anderen Körperbereichen häufig mit Antibiotika behandelt werden, ist eine Darmfistel in vielen Fällen nur operativ zu behandeln.

Osteoporose

Eine unmittelbare Folge des Morbus Crohns kann das Nachlassen der Knochendichte sein. Man geht davon aus, dass mindestens die Hälfte der Patienten zumindest eine leichte Reduzierung der Knochendichte aufweist.

Dies wird einerseits auf die oftmals jahrelange Einnahme von Cortison zurückgeführt, aber andererseits auch auf die verminderte Fähigkeit des Darms, wertvolle Mineralstoffe und Vitamine aufzunehmen. Außerdem gehen durch die zahlreichen Durchfälle wertvolle Nährstoffe verloren, und die Darmentzündungen selbst haben schließlich eine knochenabbauende Wirkung.

Zu Osteoporose kommt es, wenn kein Gleichgewicht zwischen Knochenaufbau und Knochenabbau besteht. Während die sogenannten Osteoblasten für den Knochenaufbau zuständig sind, werden die Osteoklasten als knochenabbauende Zellen benötigt. Durch Cortison kommt es zu einer Beeinträchtigung der knochenaufbauenden Osteoblasten mit dem bekannten Ergebnis, dass sich durch eine langfristige Cortisoneinnahme die Knochendichte bedrohlich verringern kann.

Durch die verminderte Dichte verlieren die Knochen letztendlich an Stabilität und können bereits bei geringsten Stößen zerbrechen. Aus diesem Grund gehört die Osteoporose zu den besonders gefürchteten Folgeerkrankungen des Morbus Crohns.

Das Risiko der Osteoporose nimmt mit der Dauer der Erkrankung und dem fortschreitendem Alter der Patienten zu. Aber auch besonders schlanke Personen, Frauen nach den Wechseljahren und bei einer familiären Häufung von Osteoporose besteht ein zusätzlich erhöhtes Krankheitsrisiko.

Mit verschiedenen rechtzeitigen Maßnahmen lässt sich dieses allerdings reduzieren. Hierzu gehören die Einnahme von Calcium und Vitamin D, eventuell eine Hormonersatztherapie, Bewegung und das Nichtrauchen. Diese Aspekte sollten nicht erst dann berücksichtigt werden, wenn bereits unerträgliche Beschwerden auftreten, sondern sie sollten frühzeitig in das Behandlungskonzept eingebunden werden. Im Übrigen sollte bei der Einnahme von Cortison unabhängig von der Knochendichte immer auch die Einnahme von Calcium und Vitamin D erfolgen.

Um eventuelle Verminderungen der Knochendichte festzustellen, sind regelmäßige Messungen zu empfehlen. Da es häufig auch zu Veränderungen der

Wirbelkörper kommt, sollten diese in regelmäßigen Abständen durch Röntgenaufnahmen kontrolliert werden.

Schwere Darmblutungen

In Einzelfällen kann es bei einem schweren Verlauf des Morbus Crohns zu gefährlichen Blutungen kommen. Bei einigen Betroffenen wird dieser Blutverlust sogar lebensbedrohlich, sodass möglicherweise Bluttransfusionen oder eine umgehende Operation erforderlich werden. Bei der Operation wird der betroffene Darmabschnitt entfernt.

Hautveränderungen (Erythema nodosum)

Bei einigen Patienten kommt es zu schmerzhaften roten Hautknötchen an den Unterschenkeln, die als Erythema nodosum oder Knotenrose bezeichnet werden. In der Nähe liegende Gelenke schwellen häufig an. Dabei handelt es sich um eine Entzündung des Unterhautfettgewebes, das sich vor allem an der Vorderseite der Beine zeigt. Die Knoten können kirsch- bis pflaumengroß werden.

Gallensteine

Bei ca. 30 % der Morbus Crohn-Patienten kommt es durch einen gestörten Darm-Leber-Kreislauf zu einer vermehrten Entstehung von Gallensteinen.

Galle - primär sklerosierende Cholangitis (PSC)

Bei der primär sklerosierenden Cholangitis handelt es sich um eine Begleiterkrankung des Morbus Crohns. Sie kommt bei bis zu 7 % der Patienten mit einer chronisch entzündlichen Darmerkrankung vor, sie kann aber auch in Verbindung mit anderen Krankheiten auftreten.

Insbesondere bei Männern kommt es im Zusammenhang mit dem Morbus Crohn häufiger zu der primär sklerosierenden Cholangitis. Diese führt zu wiederholten Entzündungen und Einengungen der Gallenwege, was eine Behinderung des Gallenflusses mit sich bringen kann.

Bei dieser chronisch verlaufenden Krankheit bilden sich die Gallengänge allmählich zurück, was in einer fibrosierenden Lebererkrankung resultieren kann. Im Anfangsstadium kommt oft eine endoskopische Weitung der erreichbaren Gallengänge in Betracht, im späteren Verlauf kann jedoch auf Grund der fortschreitenden Leberschädigung eine Lebertransplantation erforderlich werden.

Die PSC wird heutzutage lebenslänglich mit Ursodesoxycholsäure (UDC) behandelt. Zwar können hierdurch die bereits vorhandenen Gallengangsveränderungen nicht zurückgebildet werden, aber es kommt zu einer positiven Einwirkung auf die aktuellen entzündlichen Prozesse.

Fettleber

Wenn es durch den Morbus Crohn zu Veränderungen der Leber kommt, so erfolgt dies am häufigsten in Form einer Fettleber. Die Ursache ist vielfältig und ist auf den Einfluss von Stoffwechselsubstanzen des Darms, auf eine Gewichtsreduzierung oder auch eine Mangelernährung zurückzuführen. In der Regel gilt eine Fettleber als eine nicht behandlungsbedürftige Veränderung der Leber.

Eisenmangelanämie

Auf Grund häufiger blutiger Stühle und Entzündungsschübe des Darms kommt es durch den mitunter großen Blutverlust zu einer Eisenmangelanämie. Denn mit dem Blut geht dem Körper gleichzeitig auch viel Eisen verloren. Da Eisen für die Blutneubildung benötigt wird, kommt es zu einer reduzierten Produktion von neuem Blut.

Als Folge hieraus entsteht ein Mangel an roten Blutkörperchen, sodass es zu einer Blutanämie kommt.

Gelenke

Bei einem Teil der Patienten entwickeln sich als Folgeerkrankung des Morbus Crohns Gelenkentzündungen (Arthritis). Resultierend aus der Arthritis kommt es bei einigen Betroffenen zu Schmerzen im unteren Rückenbereich (Entzündung der Wirbelgelenke) und Entzündungen der Kniegelenke, sowie Ellenbogengelenke. Hinzu kommen auch häufig Schmerzen der Sehnen und Bänder.

Die Arthritis-Therapie erfolgt genauso wie bei vergleichbaren entzündlich-rheumatischen Krankheitsbildern. Dabei muss man allerdings berücksichtigen, dass einige der Antirheumatika Schübe auslösen oder die Darmentzündungen verstärken können.

Augenerkrankungen

Im Zusammenhang mit Morbus Crohn kann es zu vielschichtigen Augenerkrankungen kommen. Diese treten in Form von Bindehautentzündungen auf, als Entzündung der Regenbogenhaut oder der mittleren Augenhaut. Die Beschwerden äußern sich als Lichtempfindlichkeit, Reduzierung der Sehkraft oder dem Gefühl, ständig einen Fremdkörper im Auge zu haben. Die Behandlung besteht in der Therapie der Darmentzündung als auch in der lokalen Verabreichung von cortisonhaltigen Augentropfen.

Um weitere mögliche Komplikationen zu verhindern, sollte in diesem Fall ein Augenarzt konsultiert werden.

Darmkrebs

Bei Morbus Crohn besteht ein bis zu dreifach erhöhtes Risiko, an Darmkrebs zu erkranken. Das Krebsrisiko nimmt mit der Dauer der Erkrankung (über 10 Jahre) und der jeweiligen Schädigung des Darms zu. Mit zunehmender Krankheitsdauer nimmt das Krebsrisiko weiter zu. Auch Betroffene mit einer positiven Familienanamnese bezüglich des Darmkrebses sowie diejenigen, die in jungen Jahren an Morbus Crohn erkranken, sind deutlich mehr gefährdet. Auch wenn es zu umfangreichen Fistelbildungen kommt, führt dies zu einem erhöhten Krebsrisiko.

Wer zu dieser oben beschriebenen Risikogruppe gehört, sollte im Abstand von ein bis zwei Jahren Darmspiegelungen vornehmen zu lassen. Durch diese Vorsorgeuntersuchungen können Ärzte präkanzeröse Veränderungen im Dickdarm feststellen. Diese Zellveränderungen werden als Dysplasien bezeichnet und können im mikroskopischen Untersuchungsbefund gegebenenfalls als Krebsvorstufen diagnostiziert werden. Die während der Koloskopie oder der Sigmoidoskopie entnommenen Gewebeproben dienen dazu, um das eventuelle Vorhandensein von Dysplasien zu überprüfen. Patienten, bei denen Dysplasien festgestellt werden, tragen ein höheres Risiko, dass ein Krebs entsteht, als Personen ohne diese Zellveränderungen.

Zwar besagt die allgemeine Empfehlung, diese Untersuchungen erst nach dem achten Jahr nach der Diagnosestellung einmal jährlich zu veranlassen, aber grundsätzlich sollte lieber einmal zu früh und als zu spät untersucht werden. Diese Vorsorgeuntersuchungen sind zwar keine Möglichkeit, das Krebsrisiko zu verringern, aber sie sind sehr hilfreich, den Krebs frühzeitig zu entdecken.

Einige Erfahrungen zeigen, dass eine konsequente Einnahme von 5-Aminosalicylsäure eine Verringerung des Darmkrebsrisikos erreichen kann.

Doch was verbirgt sich hinter dem Krebs?

Das Wort „Krebs" bezeichnet als Überbegriff ein Gebilde aus genetisch veränderten Zellen. Chromosomen sind die Träger aller genetischen

Informationen. Sind also Chromosomen geschädigt, so entstehen genetische Defekte, was in der Folge auch zur Bildung von Krebs führen kann.

Durch diese Veränderung in der Erbmasse kommt es dazu, dass sich diese Zellen schneller vermehren als gewöhnliche Zellen. Oft führt dies auch zu einer Schädigung des benachbarten Gewebes. Was allerdings noch wesentlich gefährlicher werden kann, ist die Tatsache, dass sich die veränderten Zellen im ganzen Körper verbreiten können. Dies geschieht über verschiedene Transportsysteme des Körpers wie der Lymphflüssigkeit und dem Blut. Als Folge bilden sich mitunter weitere Geschwüre, die so genannten Tochtergeschwülste oder Metastasen.

Wie genau Darmkrebs entsteht, konnte bisher nicht genau geklärt werden. Man ist sich allerdings sicher, dass die als Krebsvorstufen bekannten Darmpolypen schon bis zu 15 Jahre lang gewachsen sind, bis aus ihnen schließlich Darmkrebs entsteht.

In der neueren Forschung werden noch weitere den Krebs fördernde Einflüsse genannt. Dazu zählen auch krankhafte Prozesse wie schwere und lang andauernde Entzündungen der Dickdarmschleimhaut, wie dies der Fall bei Morbus Crohn ist.

Auch das Vorhandensein von Dickdarmpolypen innerhalb der Familie kann als Risikofaktor betrachtet werden. Unter Dickdarmpolypen versteht man pilzförmige Geschwülste in der Darmschleimhaut. Sie sind zwischen wenigen Millimetern und einigen Zentimetern groß. Bestimmte Arten dieser Polypen werden von vielen Medizinern als Vorstufe des Krebses angesehen.

Auch das Vorhandensein einer anderen Krebsart kann die Wahrscheinlichkeit einer Darmkrebserkrankung erhöhen.

Der lange Weg bis zur Diagnose

Der Weg vom Tag der ersten Symptome bis zu dem Zeitpunkt der Diagnose Morbus Crohn vergehen häufig mehrere Jahre. Ein Zustand, der aus Sicht der Betroffenen unzumutbar und unerträglich ist.

Morbus Crohn gehört zweifelsohne zu den noch immer vergleichsweise unbekannten Krankheiten. Dies führt zum Leidwesen der Betroffenen dazu, dass viele Ärzte mit diesem Krankheitsbild nicht ausreichend vertraut sind und die oftmals diffusen oder gar widersprüchlich wirkenden Symptome nicht richtig einordnen können. Mehrjährige Ärzteodysseen sind keine Seltenheit. Leider ist es nicht die Ausnahme, sondern es scheint eher ‚normal' zu sein, dass Morbus Crohn-Patienten lange Leidenswege gehen, die Odysseen gleichen und ‚von Pontius nach Pilatus' führen. Dabei wandern die Betroffenen jahrelang von Arzt zu Arzt und nehmen auf diesem Weg so manche Klinik und diverse Heilpraktiker mit.

Trotz allen Missmutes, den viele Betroffene sicherlich berechtigterweise von sich geben, darf man allerdings eines nicht vergessen: Viele Ärzte erleben Morbus Crohn nicht täglich in ihrer Praxis und sind somit mit dem Erscheinungsbild, den Diagnostikmöglichkeiten und Therapien nicht vertraut. Dies ist ein Schicksal, das die meisten Morbus Crohn-Patienten miteinander teilen. Ausnahmen, bei denen es schneller zur richtigen Diagnose kommt, gibt es natürlich auch.

Bei dem schleichenden Prozess merkt man irgendwann, dass man ständig müde ist, obwohl man ausreichend geschlafen hat. Diese stetige Müdigkeit ist auch nicht auf Überarbeitung oder sonstige Auslöser zurückzuführen. Man ist einfach ständig müde und erschöpft, aber weiß nicht warum. Wer nicht von Müdigkeit betroffen ist, bemerkt stattdessen möglicherweise Symptome wie Gelenkentzündungen, Augenentzündungen oder rötlich-knotige Hautveränderungen am Unterschenkel. Bei vielen Patienten sind es deutliche Verdauungsstörungen, die auf die Erkrankung aufmerksam machen. Aber auch diese beginnen häufig schleichend und können unter anderem in Form von sich abwechselnden Verstopfungen und Durchfällen auftreten.

Das Beschwerdebild beim Morbus Crohn ist sehr vielfältig und erschwert besonders zu Beginn der Erkrankung die richtige Zuordnung.

Irgendwann führt der Weg schließlich zum Hausarzt, der verschiedene Routineuntersuchungen vornimmt und sich vornehmlich an den ermittelten Blutwerten festhält. Diese sind häufig völlig unauffällig, und alle Werte befinden sich im Normbereich. Und auch die neben der Müdigkeit auftretenden diffusen Symptome kann er irgendwie nicht einsortieren.

Das ändert jedoch nichts an der Tatsache, dass man sich als Betroffener völlig desolat fühlt. Der Besuch beim Arzt ist frustrierend, weil dieser keinen Grund gefunden hat für diese unerklärliche Müdigkeit, Erschöpfung und seltsamen Symptome. Er entlässt einen mit gutgemeinten Ratschlägen wie ‚reduzieren Sie Ihren Stress', ‚machen Sie mehr Sport' oder ‚nehmen Sie morgens eine kalte Dusche'.

Natürlich folgt man diesen Ratschlägen und lässt so manche kalte Dusche am frühen Morgen über sich niederprasseln, aber diese lästige Müdigkeit will einfach nicht verschwinden. Dabei fällt es immer schwerer, den Alltag zu bewältigen oder den Beruf auszuüben, denn auch die Gelenke schmerzen inzwischen immer mehr.

Schließlich gerät auch der Hausarzt zunehmend in Erklärungsnöte, und kann sich den gesundheitlichen Abbau seines Patienten irgendwann nicht mehr erklären. Verschiedenste Ausschlussdiagnostiken sind mittlerweile erfolgt – man weiß, was der Patient nicht hat, aber man weiß nicht, was er hat. Eine fatale Situation, die Arzt und Patient gleichermaßen unzufrieden macht.

Zwar ist es einerseits beruhigend, dass es keine Multiple Sklerose ist, kein Rheuma, keine Fibromyalgie und auch dass kein Tumor zu finden ist. Aber trotz dieser einerseits beruhigenden Erkenntnisse kommt man sich als kranker Patient zunehmend selbst wie ein Rätsel vor. Meist ist man im fortgeschrittenen Krankheitsstadium für seinen Hausarzt ein nerviger Patient geworden, bei dem einfach nichts zu finden ist, aber der sich angeblich so krank fühlt. Spätestens zu diesem Zeitpunkt kann es für den an Morbus Crohn erkrankten Patienten tatsächlich gefährlich werden.

Wird nach einer gewissen Zeit nämlich keine erklärbare Ursache für die zunehmenden diffusen Beschwerden gefunden, so läuft man Gefahr, von seinem Arzt als psychisch instabil und Simulant, der seine Symptome nur vortäuscht, eingestuft zu werden. So wird man langsam aber ganz sicher auf die Schiene der Psychosomatiker oder sogar Hypochonder gesetzt. Und dieser Weg kann nichtabsehbare Folgen haben, wenn man nicht die nötige Kraft aufbringt, um sich diesen Anschuldigungen entgegenzusetzen.

Der Leidensdruck des Patienten wird nun immer größer, denn wenn nun auch noch die bisweilen anhaltende Unterstützung des Hausarztes ausbleibt, wird es immer schwieriger, aus eigener Kraft nach Alternativen zu suchen. Und die sind vielfach erforderlich, zumal so mancher Patient auf dieser Reise in der Welt der psychosomatischen Problempatienten landet. Und hier wird er womöglich mit Antidepressiva versorgt und mit tiefgreifenden Psychotherapien gänzlich aus seinem ursprünglichen Leben herausgeschleudert.

Die eigentliche Krankheitsursache – nämlich der Morbus Crohn – bleibt jedoch weiter unentdeckt und damit unbehandelt.

Als Betroffener merkt man nur, dass einem das eigene Leben irgendwie aus den Händen gleitet. Man ist ständig müde und abgeschlagen, hat permanent Verdauungsprobleme, nimmt immer mehr Gewicht ab und ist kaum noch in der Lage, seinen Alltag zu bewältigen oder seinen Beruf auszuüben. Spätestens hier geht es bei vielen Betroffenen auch um die materielle Existenz, denn in der heutigen Zeit wird in der Arbeitswelt auf kranke Mitarbeiter kaum noch Rücksicht genommen. Und wie soll man seinem Arbeitgeber seine gesundheitliche Situation erklären, wenn man selbst nicht weiß, was man hat?

So mancher Morbus Crohn-Betroffene kennt genau diese enormen Belastungen, fühlt sich unverstanden, muss sich ständig für den starken Leistungseinbruch rechtfertigen und kann niemandem erklären, was eigentlich mit ihm los ist, weil er es ja selbst nicht weiß. Wer diesen Weg über mehrere Jahre hinweg hinter sich gebracht hat, vergleicht dies nicht selten mit einem Höllentrip. Eine grausame Zeit, die man am liebsten vergessen machen würde, aber nicht kann. Hätte man damals schon das Wissen von heute gehabt, hätte dieser Höllentrip so manche Abkürzung erfahren können. Oder wäre man direkt an einen Morbus Crohn-erfahrenen Arzt geraten, wäre der Weg auch kürzer ausgefallen.

Am schlimmsten erscheint einem das Unverständnis der Ärzte, der eigenen Familie, der Arbeitskollegen. Man fühlt sich von der Gesellschaft allein gelassen und sieht sich als ein Mensch, der in die heutige Leistungsgesellschaft nicht mehr hineinpasst. Und das alles nur, weil die verflixte Krankheit da ist, die niemand erklären kann.

Anders sieht es aus, wenn deutlichere Symptome auftreten wie plötzliche starke Durchfälle, die womöglich noch mit Blut versetzt sind. Dann folgen meistens Besuche bei Spezialisten wie bei einem Gastroenterologen. Endlich werden hier die schon vor Jahren eigentlich angezeigten Darmspiegelung durchgeführt, die womöglich nach einer jahrelangen Odyssee durch zahlreiche Arztpraxen der ominösen Krankheit einen Namen gibt: Morbus Crohn.

Dieser für eine Morbus Crohn-Karriere geradezu typisch verlaufende Fall macht allzu deutlich, wie unzureichend Morbus Crohn im heutigen Gesundheitswesen berücksichtigt wird. Viele Patienten müssen Fehldiagnosen über sich ergehen lassen und erfahren nicht selten Therapien, die ihre gesamte gesundheitliche Situation durchaus noch verschlimmern. Hierzu zählen insbesondere Psychotherapien, die den Betroffenen sehr zusetzen und völlig verzweifeln lassen.

Diagnose

Die Diagnose des Morbus Crohns ist gerade zu Beginn der Erkrankung nicht immer ganz leicht zu stellen. Denn auf Grund sehr ähnlicher Symptome, die auch bei anderen Darmerkrankungen wie insbesondere bei der Colitis ulcerosa auftreten, kann es zunächst zu Verwechslungen kommen.

Um eine gesicherte Diagnose zu erhalten, werden mehrere Testverfahren einbezogen. Dabei ist die körperliche Untersuchung einschließlich der Anamnese immer der erste Schritt. Für eine sichere Diagnose muss der Arzt andere Erkrankungen, die ähnliche Symptome aufweisen, ausschließen und seine gewonnenen Erkenntnisse zu einem Gesamtbild zusammenstellen.

Je umfangreicher die Diagnostik erfolgt, und je besser das Stadium der Erkrankung festgelegt werden kann, desto individueller kann letztendlich der Therapieplan abgestimmt werden.

Trotz des vielseitigen Diagnostikverlaufes kann bei ca. 10 % der Patienten keine eindeutige Abgrenzung von Morbus Crohn zu einer Colitis ulcerosa erfolgen. Bei diesen Betroffenen muss dann zunächst der weitere Verlauf der Erkrankung abgewartet werden, sodass zu einem späteren Zeitpunkt eine erneute Diagnostik erfolgt.

Anamnese und körperliche Untersuchung

Bevor der Arzt aufwändige Untersuchungsverfahren vornimmt, befragt er Sie zunächst nach Ihrer Krankheitsgeschichte. Denn bereits durch die Anamnese können sich erste wichtige Hinweise auf die Diagnose ergeben. Dabei interessieren den Arzt insbesondere Vorerkrankungen und Operationen, sowie Erkrankungen von Familienmitgliedern im Hinblick auf die erbliche Komponente. Auch nach vorliegenden Allergien sollte er sich erkundigen.

Anschließend wird er eine umfangreiche körperliche Untersuchung vornehmen wie die Beurteilung der Farbe von Schleimhäuten und das Abtasten des Enddarms mit dem Finger. Bei dieser Untersuchung kann der Arzt eventuelle Blutspuren und Afterentzündungen erkennen.

Besonders wichtig ist das Abtasten des Bauches, um beispielsweise einen Druckschmerz oder verhärtete Darmschlingen festzustellen.

Stuhluntersuchung

Um auszuschließen, dass es sich nicht um eine erregerbedingte Darmentzündung handelt, die durch Bakterien-, Viren-, Parasiten- oder Pilzbelastung ausgelöst wurde, erfolgt eine Untersuchung einer Stuhlprobe. Hierdurch können auch Entzündungsparameter festgestellt werden.

Um den Zustand der Darmflora beurteilen zu können und die mikrobiellen Verhältnisse des Dickdarms zu untersuchen, bedient man sich einer speziellen Stuhldiagnostik. Diese Untersuchung führen ganzheitlich arbeitende Therapeuten durch und erfolgt in der Regel nicht in schulmedizinisch ausgerichteten Praxen.

Durch die Stuhlprobe wird die Darmflora hinsichtlich des Gleichgewichts von schädlichen und nützlichen Bakterien und auf das Vorliegen von Candida und Darmparasiten untersucht. Darüber hinaus werden auf Wunsch auch Entzündungsmarker zum Feststellen von entzündlichen Prozessen der

Darmschleimhaut festgestellt, der pH-Wert des Stuhls und der Erhöhung des Alpha-1-Antitrypsin-Spiegels.

Verdauungsstörungen entstehen nicht immer nur auf Grund einer gestörten Darmflora, sondern können auch u. a. durch eine geschwächte Bauchspeicheldrüse begünstigt werden. Liegt der Verdacht nahe, dass die Bauchspeicheldrüse eine Rolle spielen könnte, sind über die Stuhldiagnostik entsprechende Werte zu ermitteln.

Bei Pilzbefunden sind Stuhlproben nicht immer eine eindeutig zuverlässige Diagnostikmöglichkeit. Da die Pilzzellen nicht permanent von der Darmschleimhaut gelöst werden, und die Pilzbesiedelungen sich häufig in den vorderen Darmabschnitten befinden, enthalten die Stuhlproben nicht automatisch Candidanester, obwohl möglicherweise eine Candidabelastung vorliegt. Fällt das Stuhlprobenergebnis negativ aus, so heißt es trotzdem nicht zwangsläufig, dass tatsächlich kein Candida vorhanden ist.

Besonders wenn eine Dysbakterie und ein durchlässiger Darm (Leaky Gut) vorliegen, ist die Wahrscheinlichkeit sehr hoch, dass gleichzeitig auch der Candida existiert. So sind auch Ergebnisse, bei denen sich der Candidawert im Toleranzbereich bewegt, in den Gesamtbefund einzubeziehen.

Anhand der gewonnenen Daten unter Einbezug des Gesamtbildes kann der Therapeut eine individuelle Behandlung veranlassen. Hierbei geht es um die Beseitigung der Pilze und Parasiten und um eine Ansiedelung von gesunden Darmbakterien.

Krankenkassen übernehmen die Kosten derartiger Stuhldiagnostiken nicht. Je nach dem, welche Parameter untersucht werden, kostet eine Stuhlprobenuntersuchung zwischen 50,- und 160,- €.

Blutuntersuchung

Ergänzend zu den anderen Untersuchungsverfahren sollte immer eine Blutabnahme vorgenommen werden. Mithilfe dieser Blutuntersuchung ist es zwar nicht möglich, direkt einen Morbus Crohn zu diagnostizieren, dennoch gibt es einige Werte, die auf die Erkrankung hinweisen können.

So können eine erhöhte Anzahl weißer Blutkörperchen (Blutanämie) und die SED-Rate (Sinkgeschwindigkeit) wichtige Hinweise auf eine akute Entzündung geben. Damit kann festgestellt werden, wie stark die Entzündung und der Blutverlust ausgeprägt sind. Auch ein eventueller Vitamin- und Mineralstoffmangel sollte durch die Blutuntersuchung überprüft werden.

Ultraschalluntersuchung (Sonographie)

Anhand von Ultraschalluntersuchungen kann der Arzt Veränderungen der Darmschleimhaut feststellen, die für Morbus Crohn typisch sind. Dabei versucht er, verdickte Darmwände, Fisteln oder Abszesse festzustellen. In der Erstuntersuchung wird es auch darum gehen, festzustellen, in welchen Darmbereichen die Entzündungen vorhanden sind.

Im weiteren Verlauf der Erkrankung sollten zur Verlaufskontrolle regelmäßige Ultraschalluntersuchungen erfolgen.

Darmspiegelung (Koloskopie)

Zu den geeignetsten und genauesten Methoden für die sichere Diagnostik des Morbus Crohns zählt die Koloskopie. Umgangssprachlich ist dieses Verfahren als Darmspiegelung bekannt. Die endoskopische Untersuchung erfolgt nach einer gründlichen Darmentleerung, indem ein Endoskop durch den After in den Darm eingeführt wird.

Hierdurch kann der Arzt das Innere des Dickdarms und des Mastdarms an einem Bildschirm sichtbar machen. So ist es möglich, Entzündungen, sowie Geschwüre oder Blutungen an der Darmwand zu sehen, denn entzündete Abschnitte lassen sich meistens gut erkennen. Auch mögliche Fisteln oder Darmverengungen in Form von Stenosen sind durch die Darmspiegelung feststellbar.

Um die Diagnose noch genauer festzulegen, kann während der Untersuchung eine Gewebeprobe (Biopsie) aus der Darmschleimhaut entnommen werden. Dabei wird idealerweise aus jedem untersuchten Darmbereich eine Gewebeprobe gewonnen und diese anschließend mithilfe eines Mikroskops untersucht. So kann festgestellt werden, ob in dem Gewebe Entzündungen vorhanden sind, und wie diese beschaffen sind.

Dies ist sehr hilfreich, um mehr Klarheit über die Erkrankung zu bekommen und um die Schwere festzustellen. Denn von der Schwere der Erkrankung wird auch die zu wählende Therapie abhängig gemacht.

In einigen Fällen ist es nicht möglich, dass eine Darmspiegelung vorgenommen wird wie z. B. beim toxischen Megakolon.

Magenspiegelung (Gastroskopie))

Da der Morbus Crohn den gesamten Verdauungstrakt betreffen kann, ist es bei einigen Patienten empfehlenswert, zur sicheren Diagnostik auch eine Magenspiegelung einzusetzen. Wie bei einer Darmspiegelung, so kann auch bei der Gastroskopie eine Gewebeprobe entnommen werden, um diese auf einen möglichen Befall hin zu untersuchen.

Röntgenuntersuchung

Durch eine Röntgenuntersuchung kann der Arzt feststellen, ob sich die Erkrankung noch im Anfangsstadium befindet und die Schleimhaut gekörnt wirkt, oder bereits ein fortgeschrittenes Stadium vorliegt.

Die Röntgenuntersuchung kommt auch in Betracht, wenn aus medizinischen Gründen keine Darmspiegelung durchgeführt werden darf wie beispielsweise bei einem toxischen Megakolon.

Magnetresonanztomographie (MRT)

Zwar gilt die Darmspiegelung als eines der zuverlässigsten Untersuchungsverfahren zur Morbus Crohn-Diagnostik, aber es ist nicht möglich, mit dem Endoskop in die mittleren Bereiche des Dünndarms vorzudringen. So kann es in einigen Fällen notwendig werden, zusätzlich die Magnetresonanztomographie einzusetzen. Häufig geschieht dies auch, um sicher zu gehen, dass es sich tatsächlich um Morbus Crohn und nicht um Colitis ulcerosa handelt.

Die Magnetresonanztomographie wird auch als NMR oder Kernspintomographie bezeichnet und wird seit den 1980-er Jahren zu diagnostischen Zwecken eingesetzt. Mit dem MRT werden Schnittbilder des menschlichen Körpers angefertigt. Hierfür werden keine Röntgenstrahlen benötigt, sondern Radiowellen und ein starkes Magnetfeld. Anwender des MRT-Verfahrens schätzen die hohe Qualität der Weichteildarstellung.

Durch diese Untersuchung ist es möglich, Veränderungen im Dünndarm festzustellen, die nicht über eine Darmspiegelung erkannt werden können. Hierfür wird ein Kontrastmittel in den Darm eingeführt, sodass der Darm in vielerlei Hinsicht bildlich dargestellt werden kann.

Patienten mit Metallen im Körper wie beispielsweise künstlichen Gelenken müssen ihren behandelnden Arzt unbedingt auf ihre Metalle hinweisen. Denn auf Grund der intensiven Magnetfelder kann es zu unerwünschten Nebenwirkungen kommen, sodass die Durchführung des MRT-Verfahrens dann eine Einzelfallentscheidung ist.

Die Diagnose – und was jetzt?

Fast jeder, der von seinem Arzt eine zunächst niederschmetternd klingende Nachricht erhält, wird sich auch niedergeschmettert fühlen. Man ist wie vor den Kopf getroffen, versteht womöglich gar nicht, wovon der Arzt eigentlich spricht und ahnt die Ausmaße seiner Erkrankung nicht mal ansatzweise. Wie auch, wenn man bis zum heutigen Tag noch nie etwas von Morbus Crohn gehört hat und sich diesen Namen ja schon kaum merken kann?

Um es auf den Punkt zu bringen: Man fühlt sich schlichtweg überfordert und ziemlich allein gelassen in der Welt, in der nur Gesundheit, Fitness, Leistung und Schönheit zählen. In einer Welt, in der man von Problemen am liebsten gar nichts hören möchte.

Dennoch: Wer eine jahrelange Odyssee hinter sich gebracht hat, während der die Krankheit nicht erkannt wurde und nun die Diagnose ‚Morbus Crohn' erhalten hat, ist einerseits froh, endlich eine Erklärung für seinen desolaten Gesundheitszustand erhalten zu haben. Denn endlich weiß man, dass man sich all die Symptome nicht nur eingebildet hat. Und endlich kann man gezielt etwas dagegen unternehmen.

Doch leider bleibt die anfängliche Freude zumeist nicht allzu lange bestehen. Denn man erkennt recht schnell, dass man nicht innerhalb weniger Tage wieder gesund wird, und wahrscheinlich lebenslang mit dieser Erkrankung konfrontiert wird.

Diese Situation wird von dem Unbehagen begleitet, dass man sich mit dieser Erkrankung ziemlich allein gelassen fühlt. Denn viele Hausärzte sind über Morbus Crohn nur unzureichend informiert oder haben nur sehr wenig Zeit, um ihre Patienten umfangreich unterstützen können.

Die Angst betrifft besonders Patienten, die bisher völlig gesund waren und in der Vergangenheit den Umgang mit Krankheiten nicht gelernt haben. Andere sind eher geneigt, sich nicht ihrem Schicksal einfach hin zu geben, sondern dieses aktiv in die Hand zu nehmen.

Aber sobald der Moment gekommen ist, in dem man realisiert hat, dass man sich mit der Krankheit aktiv auseinander setzen muss, um seine Lebensqualität möglichst zu erhalten, entstehen täglich neue Fragen wie beispielsweise:

- Wie wird Morbus Crohn mein Leben verändern?

- Kann ich weiterhin meine Berufstätigkeit ausüben?

- Kann ich Sport treiben?

- Sind noch Auslandsreisen möglich?

- Bin ich auf eine spezielle Diät angewiesen?

- Vertrage ich die verordneten Medikamente, und welche Nebenwirkungen können auftreten?

- Wie wird mein Umfeld mit der Erkrankung umgehen – meine Familie, Arbeitskollegen und Freunde?

- Wie wird sich die Erkrankung zukünftig entwickeln?

Damit man nicht allein mit all seinen Fragen steht, ist es für viele Patienten sehr hilfreich, sich von außen unterstützen zu lassen. Dies kann in Form von einer Teilnahme an einer Selbsthilfegruppe sein oder auch durch psychotherapeutische Gespräche geschehen.

Ursachen

Zu den Ursachen des Morbus Crohns gibt es viele verschiedene Theorien. Offiziell heißt es, dass die tatsächliche Krankheitsursache derzeit noch unklar ist. Dennoch gibt es viele Erkenntnisse, die die Entstehung der Erkrankung erklären können.

Zu den wesentlichsten Faktoren gehören die Folgenden:

Genetische Faktoren

Die genetische Disposition wird als ein entscheidender Faktor für den Ausbruch der Erkrankung gesehen, da es familiäre Häufigkeiten gibt. Allerdings handelt es sich nicht um eine typische Erbkrankheit, sondern es liegt lediglich die genetische Krankheitsbereitschaft vor, die nicht automatisch zum Ausbruch der Erkrankung führt.

Besonders bei Verwandten ersten Grades wie Geschwistern, Eltern und Kindern liegt eine erhöhte Wahrscheinlichkeit der Krankheit vor. Etwa ein Viertel der Patienten haben nahe Verwandte, die ebenfalls an Morbus Crohn erkrankt sind.

Die These der genetischen Komponente wird auch darin bestärkt, dass es in bestimmten ethnischen Bevölkerungsgruppen zu einem gehäuften Auftreten der Erkrankung kommt wie beispielsweise bei Personen mit jüdischen Wurzeln.

Sie erkranken bis zu sechsmal häufiger als Angehörige von anderen ethnischen Gruppen.

Auch die Tatsache, dass Morbus Crohn eine Autoimmunerkrankung ist, und diese Störung des Immunsystems ebenfalls genetisch bedingt ist, zeigt, wie stark der Einfluss der Gene auf die Entstehung dieser Darmerkrankung ist.

Mittlerweile wurden mehrere Gene identifiziert, die für die Auslösung des Morbus Crohns mitverantwortlich sein sollen. Neben dem NOD2 sind dies die Gene ATG16L1, DLG5, NELL1 und IL23R.

Obwohl es also eindeutige Hinweise auf die genetische Ursache von Morbus Crohn gibt, bedeutet dies nicht, dass die Krankheit automatisch vererbt wird.

Immunsystem und Autoimmunerkrankungen

Obwohl es noch zahlreiche kontroverse Diskussionen über die Entstehung von Morbus Crohn gibt, sind sich Wissenschaftler weitestgehend einig darüber, dass Störungen und abnorme Aktivierungen des Immunsystems eine große Rolle spielen. Allerdings ist man sich nicht ganz sicher, ob diese Immunstörung tatsächlich die Krankheitsursache ist oder vielmehr als Folge der Erkrankung auftritt.

Dass Morbus Crohn eine Autoimmunerkrankung ist, führt man darauf zurück, dass durch die gesteigerte Aktivität der Immunabwehr die Dickdarmschleimhaut angegriffen wird. Normalerweise wird das Immunsystem nur dann aktiv, wenn der Körper mit schädlichen Eindringlingen konfrontiert wird. Bei Morbus Crohn kommt es jedoch zu überschießenden Reaktionen, sodass das Immunsystem sozusagen chronisch aktiviert ist. Durch diese anhaltende Aktivierung des Immunsystems können chronische Entzündungen und Geschwüre entstehen.

Damit eine Autoimmunerkrankung ausbricht, müssen einerseits die genetischen Voraussetzungen gegeben sein und andererseits mindestens ein Auslöser beispielsweise in Form von Umweltfaktoren, Infektionen oder Ernährungsgewohnheiten in Erscheinung treten.

Umweltfaktoren

Dass die Entstehung von Morbus Crohn durch bestimmte Umwelteinflüsse gefördert wird, steht mittlerweile außer Frage. Hier stehen insbesondere Belastungen mit Schwermetallen im Fokus, wobei hauptsächlich Quecksilber und Zinn eine Rolle spielen. Da dieses ein sehr umfangreiches Thema ist, und einen sehr großen Einfluss auf die Krankheitsentstehung hat, werden die

Umweltaspekte in einem ausführlichen separaten Kapitel ‚Umweltschadstoffe als eine Ursache von Morbus Crohn' vorgestellt.

Medikamente

Auch bestimmte Medikamente stehen im Verdacht, zur Erkrankung von Morbus Crohn beizutragen. Im Fokus steht insbesondere das Mittel mit der Bezeichnung ‚Accutane', das zur Behandlung von Akne eingesetzt wird.

In mehreren Studien wurde herausgefunden, dass Accutane als Auslöser von Morbus Crohn und Colitis ulcerosa wirken kann. In den USA gab es diesbezüglich mehrere Millionenklagen gegen die Hersteller von Isotretinoin, bei denen den Anwendern Schadensersatzansprüche zugesprochen wurden.

Ernährung

Da der Darm vielen Nahrungsmitteln ausgesetzt ist, die zu Entzündungen führen können, geht man davon aus, dass auch eine bestimmte Ernährungsweise zu der Krankheitsentstehung beitragen kann. Im Verdacht stehen dabei insbesondere raffinierter Zucker und eine zu kohlenhydratlastige Ernährung.

Stillen

Auch der Einfluss vom Stillen scheint eine große Rolle zu spielen, wenngleich es hierzu kontroverse Diskussionen gibt. In Italien wurde vor einigen Jahren eine entsprechende Studie durchgeführt, bei der man zu dem Ergebnis kam, dass sich das Stillen als vorbeugende Maßnahme vor der Entstehung von entzündlichen Darmerkrankungen eignet.

Hygiene

Neueste Diskussionen gehen davon aus, dass Morbus Crohn auch auf Grund einer zu intensiven Hygiene im Kindesalter entstehen kann. Diese Annahme beruht auf der Erkenntnis, dass Kinder in Haushalten mit fließendem heißen Wasser und einer getrennten Toilette aufwachsen, ein höheres Krankheitsrisiko tragen als Kinder, die in einer weniger sauberen Umgebung aufwachsen.

Fachleute gehen davon aus, dass Kinder ein gewisses Training des Immunsystems durchlaufen müssen, um zukünftige Erreger erfolgreich bekämpfen zu können. Wächst ein Kind unter extrem sauberen Hygieneumständen auf, so würde die Chance auf dieses Immuntraining nicht genutzt. Infolgedessen soll es häufiger zu einer überschießenden Reaktion des Immunsystems kommen, so wie es ja auch bei Morbus Crohn geschieht.

Infektion

Einige Wissenschaftler gehen davon aus, dass eine Infektion mit bestimmten Bakterien wie beispielsweise dem Mykobakterium die Krankheit auslöst. Hauptsächlich soll es sich um das Mycobakterium Paratuberculosis handeln, das einer Untergruppe vom Mycobakterium Avium zugeordnet wird.

Rauchen

Raucher tragen ein doppelt so hohes Risiko, an Morbus Crohn zu erkranken, wie Nichtraucher.

Kombination aus mehreren Faktoren

Auf Grund der verschiedenen Einflüsse, die zu der Krankheitsentstehung beitragen, wird mittlerweile vermutet, dass eine Kombination von mehreren Faktoren zur Erkrankung führt. Im Wesentlichen ist dies ein Zusammenwirken von Umweltfaktoren und erblichen Voraussetzungen.

Wenn mehrere Faktoren zusammenspielen, wird dies als multifaktorielle Genese bezeichnet. Dabei stehen neben den bereits aufgeführten Ursachen auch noch weitere Einflüsse zur Diskussion wie Infektionen mit Viren, Bakterien und Pilzen.

Teilweise gibt es immer noch Therapeuten, die davon ausgehen, dass die Psyche als Auslöser der Krankheitsentstehung fungieren soll. Dies wird allerdings mittlerweile von bekannten Gastroenterologen ausgeschlossen. Lediglich als Auslöser eines erneuten Schubes kommen nach heutigen Erkenntnissen psychosomatische Ursachen in Betracht.

Was sind Autoimmunerkrankungen

Morbus Crohn gehört zu den sogenannten Autoimmunerkrankungen. Mit diesem Oberbegriff wird eine große Anzahl verschiedener autoimmun bedingter Krankheiten bezeichnet, die sich nach einem ähnlichen Entstehungsmuster entwickeln. Zu diesen gehören unter anderem die Weißfleckenkrankheit (Vitiligo), Colitis ulcerosa, Hashimoto, Sklerodermie, Rheumatoide Arthritis und Sarkoidose.

Bei Autoimmunerkrankungen spielt das Immunsystem des Menschen eine grundlegende Rolle. Normalerweise ist das Immunsystem dafür vorgesehen, den Organismus vor äußeren Einflüssen wie Bakterien, Viren und anderen unerwünschten Eindringlingen zu schützen. Ein funktionierendes Immunsystem ist für den menschlichen Organismus überlebenswichtig.

Bei Autoimmunerkrankungen greift das Immunsystem jedoch nicht nur diese Fremdkörper an, sondern es richtet sich auch gegen die körpereigenen Organe und Zellen. Infolge dieser falschen ‚Programmierung' sieht das Immunsystem bestimmte Bereiche des Körpers als Fremdkörper an und bekämpft diese. Man spricht in diesen Fällen auch von einer überschießenden Reaktion des Immunsystems.

Je nach Programmierung kann es letztendlich jedes Organ und alle medizinischen Teilbereiche treffen, was das Auftreten der verschiedenen Autoimmunerkrankungen erklärt. Durch die Reaktionen des Immunsystems kommt es zu schweren Entzündungsreaktionen und damit zu Schädigungen an den jeweiligen Organen.

Die autoimmunen Krankheiten haben viele Gemeinsamkeiten, sodass Forschungen für die eine Erkrankung häufig auch wichtige Erkenntnisse für die anderen Autoimmunerkrankungen hervorbringen.

Wie es allerdings zu dieser Fehlsteuerung des Immunsystems kommt, ist bis heute noch nicht eindeutig geklärt. Vermutungen zu der Entstehung gehen in verschiedene Richtungen. Dabei stehen insbesondere Virusinfektionen, Umweltschadstoffe und Medikamente im Verdacht, als Auslöser zu wirken. Bei Infektionen sind es insbesondere solche Erreger, die in ihren Bestandteilen dem körpereigenen Gewebe sehr ähnlich sind und die vom Körper gebildeten Antikörper auch das körpereigene Gewebe bekämpfen.

Da bestimmte Autoimmunerkrankungen in einigen Familien gehäuft vorkommen, ist von einer genetischen Disposition für die Entstehung dieser Erkrankungen auszugehen. Wer Träger dieser Veranlagung ist, beziehungsweise bereits erkrankte Familienmitglieder hat, muss jedoch nicht zwangsläufig ebenfalls erkranken.

Möglicherweise ist es eine Kombination aus all diesen Einflussfaktoren, sodass es zum Ausbruch der Autoimmunerkrankung kommt, wenn die erbliche Disposition vorhanden ist und eine Virusinfektion sowie Umweltschadstoffe aufeinander treffen.

Es gibt viele Faktoren, die eine Autoimmunerkrankung lindern oder anheizen können. Einer der wichtigsten Bausteine ist der Sauerstoff, denn ein Mangel kann zu vielen Problemen führen. So kann eine reduzierte Sauerstoffsättigung der linken Gehirnhälfte zu einer Beeinträchtigung des Kurzzeitgedächtnisses führen. Langfristig kann der Sauerstoffmangel zu einer Störung des Hormonsystems einschließlich der Schilddrüse führen.

Aus Sicht der Naturheilkunde kommt es bei Autoimmunerkrankungen fast immer zu den gleichen Grundstörungen des Organismus. Demnach liegt ein stark geschwächtes Immunsystem vor, das mit Allergien, einer Darmflorastörung, Verdauungsschwäche, Schadstoffbelastung und Übersäuerung des Körpers einhergeht. Interessanterweise kommt es bei vielen Patienten tatsächlich zu einer deutlichen Symptomverbesserung, wenn der Körper entsprechend mit Entgiftungsmaßnahmen, Darmsanierung und Anregung der Verdauung unterstützt wird. Wie es zu chronischen Vergiftungen des Organismus kommt und wie diese unter ganzheitlichen Aspekten erfolgreich behandelt werden können, lesen Sie in dem Buch ‚Entgiften von A – Z' von Sigi Nesterenko.

Schulmedizinisch betrachtet gibt es keine ursächlich wirkende Therapie für Autoimmunerkrankungen. Hier werden die auftretenden Symptome in der Regel mit entzündungshemmenden oder immununterdrückenden Medikamenten behandelt. Eines der häufigsten verwendeten Medikamente ist Cortison, das bekanntermaßen jedoch zu diversen Nebenwirkungen führen kann. Dennoch gibt es in Einzelfällen kaum Alternativen hierzu, so lange die Unterdrückung des körpereigenen Abwehrsystems bei Autoimmunerkrankungen als sinnvoll erachtet wird. Durch die Unterdrückung soll erreicht werden, dass die weitere Zerstörung des körpereigenen Gewebes gebremst wird.

Medikamente, die zur Unterdrückung des Immunsystems führen, unterdrücken gleichzeitig auch die notwendige Schutzfunktion der Körperabwehr. Damit wird der Organismus schutzloser, wenn er von fremden Eindringlingen wie Viren und Bakterien attackiert wird.

Je nachdem, welches Organ durch die autoimmunen Reaktionen betroffen ist, müssen immer entsprechende Fachärzte konsultiert werden. Da es mittlerweile ca. 60 bekannte Autoimmunerkrankungen gibt, betreffen diese Erkrankungen zahlreiche verschiedene medizinische Fakultäten.

Man unterscheidet die Autoimmunerkrankungen nach organspezifischen (betrifft spezifische Organe), systemischen (betrifft systemisch-entzündliche Krankheiten) und intermediären (Mischformen) Krankheiten.

Umweltschadstoffe als eine Ursache von Morbus Crohn

Umweltschadstoffe spielen bei vielen Erkrankungen eine wesentlich größere Rolle als vielfach bekannt ist.

Umweltmediziner sind sich schon lange darin einig, dass viele unserer heutigen Zivilisationserkrankungen in Verbindung mit Schadstoffbelastungen stehen. Und dabei ist egal, wie die Krankheit heißt: Ob Morbus Crohn, Colitis ulcerosa, Schilddrüsenerkrankungen, Migräne, Rheuma, Multiple Sklerose, Chronische Müdigkeit, Nahrungsmittelunverträglichkeiten, Neurodermitis, Depressionen, Fibromyalgie, chronische Candida-Infektion, Schuppenflechte oder Krebs. In vielen Fällen sind die daran erkrankten Personen mit Schadstoffen belastet, ohne es zu wissen. Denn die Schulmedizin sieht diese Zusammenhänge nicht.

Umweltgifte können den Darm beeinträchtigen und zu Störungen unterschiedlicher Art führen. So kann man unter umweltmedizinischen Gesichtspunkten auch bei Morbus Crohn davon ausgehen, dass Schwermetalle wie Quecksilber, Palladium, Cadmium, Nickel und Blei zu einer Entstehung beitragen oder diese Krankheit sogar auslösen können. Aber auch weitere Umweltgifte wie Holzschutzmittel, Chlor, pharmazeutische Medikamente, Schimmelpilze, Pestizide, Autoabgase, Brom, Fluorid, Bisphenol A (BPA) und polychlorierte Biphenyle können die Erkrankung vorantreiben.

Umweltgifte siedeln sich in diversen Organen wie dem Darm, der Schilddrüse, Bauchspeicheldrüse und den Knochen, dem Gehirn und Nervenzellen an. Sie können den gesamten Stoffwechsel so stark beeinträchtigen, dass verschiedene Prozesse nicht mehr reibungslos vonstatten gehen.

So wird auch bei vielen Personen mit einer entzündlichen Darmerkrankung und beim Reizdarm immer wieder ein Zusammenhang mit Schwermetallen beobachtet. Somit sollte bei der Diagnostik auch ein Blick auf eine möglicherweise vorhandene Schwermetallbelastung geworfen werden. Wird dieser Verdacht bestätigt, so ist für eine erfolgreiche Behandlung vom Morbus Crohn auch eine Schwermetallausleitung erforderlich.

Für Umweltmediziner und naturheilkundlich orientierte Therapeuten gibt es keinerlei Zweifel mehr an dem Einfluss von Schadstoffen auf die Gesundheit. Viele Studien und Erfahrungsberichte existieren hierüber – sie sind in der Öffentlichkeit leider oftmals nicht bekannt. Und in vielen Fällen kommt es erst dann zu deutlichen gesundheitlichen Verbesserungen, wenn die Erkenntnisse von Vergiftung und Entgiftung in die ganzheitlichen Therapiekonzepte einfließen.

Dass wir mittlerweile von unendlich vielen Schadstoffen umgeben sind, ist kein Geheimnis mehr. Aber dennoch ist vielen Menschen das gewaltige Ausmaß dieser Belastungen mit schädlichen Stoffen nicht bewusst. Oder man verdrängt es nach dem Motto ‚dann kann ich ja gar nichts mehr essen und nichts mehr unternehmen'. Ganz so schlimm ist es natürlich nicht, man muss nur wissen, wo die Gefahrenquellen lauern.

Und diese fangen schon im eigenen Körper durch Zahnmetalle wie Amalgamfüllungen und metallhaltigen Kronen und Brücken an. In den eigenen vier Wänden geht es munter weiter: Und zwar mit Holzschutzmitteln, Lösungsmitteln in Wandfarben, Formaldehyd in Möbeln, diversen Schadstoffen einschließlich Medikamentenrückständen im Trinkwasser, Aluminium aus Deos, Weichmachern in Plastiktrinkflaschen, Lösungsmitteln in Kinderspielzeug, chemischen Zusatzstoffen in Lebensmitteln und Kosmetikartikeln und so weiter. Dabei ist der menschliche Organismus genetisch gar nicht darauf eingestellt, diese ganzen Schadstoffen von allein wieder auszuscheiden.

Das Thema ‚Schwermetalle' wird leider in der täglichen Praxis immer noch sehr unzureichend berücksichtigt. Dabei liegt aber gerade in einer Schwermetallbelastung die Ursache für so viele augenscheinlich unerklärliche Symptome und Erkrankungen, insbesondere auch die diversen Darmerkrankungen. Denn der Darm gehört zu den wichtigsten Ausleitungsorganen dieser Schadstoffe.

Auffallend ist, dass sich nach einer erfolgreichen Ausleitung der Umweltgifte oftmals die Erkrankung des Darms zumindest teilweise zurückbilden kann, oder dass eine Reduzierung der Medikamente möglich wird.

Für die Betroffenen stellt dies oft einen Befreiungsschlag mit einer unvorstellbaren Verbesserung der gesamten Lebensqualität dar. Denn häufig treten bei einer chronischen Schwermetallvergiftung noch diverse weitere Symptome auf, die sich durch die Entgiftung deutlich verbessern. Leider ist der Weg bis dahin meistens sehr lang und nicht in wenigen Monaten erledigt.

Amalgam und Morbus Crohn

Bei vielen Betroffenen spielt das Quecksilber aus Amalgamfüllungen eine zentrale Rolle. Dieser Zusammenhang ist kein neuer, aber trotzdem ein nur wenig bekannter.

Das Thema ‚Amalgam' wird seit vielen Jahren sehr kontrovers diskutiert. Dabei gelingt es den Amalgambefürwortern leider immer wieder, der Bevölkerung die angebliche Ungefährlichkeit dieses hochtoxischen Zahnmaterials vorzugaukeln. Auch die Vereinigung amerikanischer Zahnärzte schlägt argumentativ eifrig in diese Kerbe, indem sie offiziell die Meinung vertritt, Amalgam wäre unschädlich. Bedenklich ist allerdings, dass genau diese Zahnärzte durchaus anerkennen, dass das im Amalgam enthaltene Quecksilber außerhalb des Mundes schädlich ist. Wo ist da der Unterschied?

Geht es nach der Schulmedizin, so ist Amalgam ein harmloser Zahnfüllstoff, der bedenkenlos und in unbegrenzter Höhe in die Zähne bei Millionen von Menschen eingesetzt werden kann. Doch geht es immer noch nach der Schulmedizin, so darf schwangeren Frauen kein Amalgam eingesetzt werden, und das bei Patienten heraus gebohrte Amalgam muss von Zahnarztpraxen als Sondermüll deklariert werden. Komisch, dass man diesen Sondermüll aber angeblich so gefahrlos zeitlebens mit sich herumtragen kann. Ach ja, er ist ja auch ganz harmlos.

Nein, so einfach ist das nicht und soll glauben, wer nicht aufgeklärt werden möchte. Als jemand, der von einer lebensbedrohlichen chronischen Amalgam- und Palladiumvergiftung betroffen ist, kann ich als Autorin gar nicht anders schreiben als wie in den folgenden Zeilen.

Amalgam ist ein Zahnersatzstoff, der es in sich hat. Auch wenn die allermeisten Zahnärzte immer noch gebetsmühlenartig behaupten, wie harmlos Amalgam doch sei, entspricht dies einer Farce für jeden Menschen, der selbst eine chronische Amalgamvergiftung erlebt und überlebt hat.

Denn Amalgam besteht zu über 50 % aus dem hochgiftigen Quecksilber und vergiftet auf Dauer jeden menschlichen Organismus in einem schleichenden Prozess. Hinzu kommt, dass das Amalgam weitere schädliche Substanzen enthält wie Blei, Zinn, Silber, Kupfer und Zink.

Auch Brücken und Inlays enthalten häufig Anteile dieser krankmachenden Inhaltsstoffe. Insbesondere das Palladium (auch als Spargold bezeichnet) ist ein gefürchteter Bestandteil von Zahnersatz, da es noch toxischer wirkt als das Quecksilber und außerdem auch noch schwieriger auszuleiten ist.

Dass diese Schwermetalle unzweifelhaft an entzündlichen Darmerkrankungen beteiligt sein können, steht für Umweltmediziner und Toxikologen außer Frage. Für sie steht fest, dass das in den Darm gelangte Quecksilber zu erheblichen gesundheitlichen Problemen führen kann.

Spätestens wenn man die zahlreichen Symptome von schwermetallerkrankten Personen durchleuchtet, fällt dieser Zusammenhang auf. Denn kaum einer dieser Patienten weist einen gesunden unauffälligen Darm auf. Allein diese Tatsache spricht schon für sich.

Aber auch die Tatsache, dass Patienten, die von unterschiedlichsten Formen von Darmerkrankungen betroffen sind, von deutlichen Verbesserungen ihrer gesundheitlichen Probleme berichten, sobald die Schwermetalle entfernt wurden, untermauert den offensichtlichen Zusammenhang zwischen einer Schwermetallbelastung und Erkrankungen des Darms. Hierzu gehört auch eine Fehlbesiedelung der Darmflora. Denn durch die Anwesenheit von Schwermetallen ist es fast unmöglich, eine ausgewogene gesunde Darmflora aufrecht zu erhalten.

Allein das Quecksilber gilt als so gefährlich, dass es zu den giftigsten Substanzen zählt, die unser Planet überhaupt zur Verfügung hat. Bereits 0,2 bis 1 g Quecksilber im Blut sind tödlich. Da muss die Frage möglich sein, wie es erlaubt sein kann, dass Amalgamträger – finanziert durch die Krankenkassen - häufig ein Vielfaches dieser Menge in ihrem Mund herumtragen dürfen.

Bereits nach nur 12 Stunden nach dem Einsetzen der Amalgamfüllungen ist das Quecksilber in allen Körperorganen angelangt. Und auch vor dem Gehirn macht es nicht Halt, weil es in der Lage ist, die Blut-Hirn-Schranke zu durchdringen. Doch damit nicht genug, denn durch ständigen Abrieb, bedingt durch Kaugummikauen, heiße Speisen und Getränke sowie Zähneknirschen wird der Körper Tag für Tag mit weiteren Quecksilbermengen versorgt. Der Körper wird somit ständig weiter vergiftet, indem das Gift über den Verdauungstrakt in den Organismus befördert wird. Irgendwann läuft das Fass auf Grund dieser systemischen Vergiftung quasi über mit der Folge, dass chronische Erkrankungen entstehen.

Das Fatale ist, dass das im Körper geparkte Quecksilber ohne Hilfe von außen den Körper kaum noch verlassen kann. Die Halbwertzeit des Quecksilbers ist so erschreckend hoch, dass man davon ausgeht, dass es den Körper zu Lebzeiten ohne Hilfe von außen nicht mehr verlassen wird.

Auch wer selbst keine Amalgamfüllungen im Mund trägt, ist vor einer Quecksilberbelastung nicht sicher.

Denn mittlerweile sind bekanntermaßen viele Nahrungsmittel und insbesondere Fischbestände ebenfalls quecksilberbelastet, sodass man auch seine Ernährungsgewohnheiten überdenken sollte.

Sie meinen, Sie sind trotzdem noch auf der sicheren Seite und haben keine Quecksilberbelastung? Oder Sie wundern sich, dass Sie Quecksilber im Körper haben, und können sich nicht erklären, woher dieses kommen soll? Nun, vielleicht haben Sie es bereits von Ihrer Mutter ‚geerbt'. Denn leider ist Quecksilber plazentagängig, sodass bei einer amalgamtragenden Mutter das Quecksilber auf das ungeborene Kind übergehen kann.

Entgiftung

Wenn Sie sich intensiver mit dem Thema ‚Entgiftung' auseinander setzen möchten, lesen Sie das Buch ‚Entgiften von A bis Z', von Sigi Nesterenko. Erfahren Sie, wo Giftstoffe lauern und wie diese Ihre Gesundheit beeinflussen. Sie erhalten praktische Lösungsmöglichkeiten, wie Sie sich erfolgreich von belastenden Schadstoffen befreien können. Und sollten Sie noch nicht wissen, ob in Ihrem Körper Schadstoffe die Ursache für Ihre Erkrankung sind, so erfahren Sie in diesem Buch auch, wie Sie die Schadstoffbelastung feststellen können.

Dabei werden viele Methoden vorgestellt, die man zuhause selbst durchführen kann, aber auch die wichtigsten Entgiftungstherapien, die bei einer schweren chronischen Vergiftung nur von Therapeuten durchgeführt werden dürfen. Denn eine umfangreiche Amalgamentfernung in Kombination mit einer ganzheitlichen Entgiftung ist ein komplizierter Vorgang, der in professionelle Hände gehört.

Schon mancher Patient ist erst durch eine unprofessionelle Entfernung richtig schwer erkrankt. Denn durch das Entfernen werden Quecksilberdämpfe freigesetzt, die zu einer weiteren Belastung des Körpers führen.

Dieses äußerst informative Buch von Sigi Nesterenko wird Ihnen in vielerlei Hinsicht die Augen öffnen und Ihnen eine große Chance auf mehr Gesundheit bieten.

Und möglicherweise werden Sie dann für sich ganz wichtige Zusammenhänge Ihres Morbus Crohns sehen, die Ihnen die meisten Ärzte nicht vermitteln.

Der Candida-Hefepilz bei Morbus Crohn

Morbus Crohn wird häufig von dem Hefepilz Candida begleitet, und insbesondere gilt dies für die Patienten, die Cortison, Antibiotika oder immununterdrückende Medikamente einnehmen. All diese Medikamente sorgen dafür, dass dem Candida ideale Lebensbedingungen geschaffen werden, und er sich ohne Gegenwehr ausbreiten kann.

Aber was ist eigentlich der Candida?

Auch wenn es die Schulmedizin immer mal wieder gerne so darstellt und diese Infektion bagatellisiert: Eine Candidainfektion ist keine neue Modeerscheinung. Sie ist vielmehr eine Erkrankung mit vielen Gesichtern, sodass man auch sagen kann, sie ist eine Erkrankung wie ein Chamäleon. Obwohl sich die Symptome bei jedem Menschen anders äußern, haben fast alle Betroffenen eines gemeinsam: Sie leiden unter einer extremen Energieeinschränkung – und sie wissen nicht, warum. Genau dieses Beschwerdebild wird allerdings auch durch Morbus Crohn ausgelöst, sodass man meist gar nicht sagen kann, ob nun der Candida oder der Morbus Crohn für die Symptome verantwortlich ist.

Der Candida ist, wie Morbus Crohn auch, in erster Linie ein Krafträuber. Er nimmt Lebensenergie, führt sehr oft zu Müdigkeitsattacken, Müdigkeit nach bestimmten Mahlzeiten, Erschöpfung und sehr häufig auch zu chronischen Verdauungsproblemen wie Blähungen, Durchfall und Verstopfung.

Aber warum schafft es der Candida, die Energie von seinem Wirt abzugreifen? Hierfür liegen mehrere Gründe vor.

Da sind zunächst die Nahrungsmittel, die der Pilz für sich verwertet, anstatt die Nährstoffe seinem Wirt zu überlassen. Da der Candida im Darm sitzt, kann er die für ihn relevanten Nährstoffe aus der Nahrung abgreifen, noch bevor sie vom Darm assimiliert werden, um den Organismus zu versorgen.

Besonders nach sehr zuckerhaltigen Mahlzeiten, sowie Alkohol und Weizenprodukten tritt eine extreme Müdigkeit ein. Da sich der Candida hauptsächlich von diesen Nahrungsmitteln ernährt, greift er gerade nach einer derartigen Mahlzeit die für ihn lebenswichtigen Nährstoffe ab und nutzt diese ideale Plattform, um sich explosionsartig zu vermehren.

Hat man eine Hefepilzinfektion, so kann man sie oft genau anhand dieser Körperreaktion erkennen. Diese extreme Müdigkeit nach einer pilzfreundlichen Mahlzeit ist so intensiv und ausgeprägt, dass sie nichts mehr mit einem kleinen Mittagstief gemeinsam hat. Man ist wie erschlagen, kann kaum noch geradeaus denken, und der Kopf fühlt sich an wie in Watte gepackt. Dabei werden die Augen schwer, man kann sich nicht mehr konzentrieren, und die Erledigung von einfachsten Dingen wird zur großen Herausforderung.

Die durch den Candida entstehenden Mykotoxine führen dazu, dass starke Stimmungsschwankungen in Verbindungen mit Depressionen auftreten können. Als weitere Folgen des Candidas wird die Entstehung und Weiterentwicklung des Leaky Gut Syndroms (durchlässiger Darm) gesehen, sowie das Auftreten von Nahrungsmittelintoleranzen. Auch eine Begünstigung bei der Entstehung des Morbus Crohns wird von Fachleuten immer wieder diskutiert.

Bei vielen Betroffenen reagiert die Haut mit verschiedenen Arten von Hautausschlägen auf die Pilzbelastung. Dies kann sich in Form von Juckreiz, Bläschen, Rötungen bis hin zu Ekzemen und Neurodermitis äußern. In den meisten Fällen treibt der Candida sein Unwesen jedoch im Darm, sodass verschiedene Verdauungsprobleme wie Blähungen, Durchfälle und Verstopfungen auftreten.

Es gibt viele Ursachen für das Entstehen des Candidas wie u. a. die Einnahme von Antibiotika oder Cortison. Aber dass die Ursache häufig in dem Vorhandensein von Schwermetallen liegt, wird noch viel zu selten in Betracht gezogen. Informierte Therapeuten berücksichtigen gerade bei vermeintlich therapieresistenten Fällen die neuesten Erkenntnisse, nach denen die Ursache einer Candidainfektion häufig in einer unerkannten Schwermetallbelastung zu sehen ist.

Deshalb empfehlen sie, bei einem Candidaverdacht gleichzeitig auch nach einer Schwermetallbelastung zu suchen. Dieser anscheinend immer noch recht unbekannte Ansatz in der Candidatherapie eröffnet somit wichtige Perspektiven, um die Pilzbelastung erfolgreich und dauerhaft zu behandeln. Da bei candidabelasteten Patienten sehr häufig überaus große Schwermetallmengen gefunden werden, gibt dies berechtigten Anlass zum Optimismus, bisher therapieresistente Candidainfektionen endlich erfolgreich behandeln zu können.

Dass die Ursache von Candidainfektionen in einer chronischen Schwermetallvergiftung liegt, hat der ärztliche Leiter der Schweizer Paracelsus-Klinik in Lustmühle bei St. Gallen, Dr. Thomas Rau, in mehrjährigen Forschungen entdeckt. Bei zahlreichen Untersuchungen von Candidabetroffenen wurden Schwermetallbelastungen festgestellt, insbesondere lag immer ein hoher Quecksilberwert zugrunde.

Schwermetalle und Candida haben eine enge Beziehung. Dort, wo Schwermetalle angesiedelt sind, sind die Candidapilze nicht mehr weit und meistens ist es auch umgekehrt. Durch Schwermetalle entsteht ein energiearmes Milieu, indem sie zelluläre Atmungsvorgänge blockieren. Und dieses Milieu ist die Ursache für immer wieder scheiternde Candidatherapien.

Solange Schwermetalle im Körper vorhanden sind, können Candida-Hefepilze nicht auf Dauer erfolgreich beseitigt werden.

Dr. Rau geht auf Grund seiner Studien soweit, dass er Krankheitssymptome, die vielfach dem Candidapilz zugeschrieben werden, auf eine Schwermetallvergiftung zurückführt. Erst wenn die Schwermetalle ausgeleitet werden, kann der Patient gesünder werden, so auch bei einer Candidose.

Die mehrjährigen Forschungsarbeiten von Dr. Rau belegen außerdem, dass der Candida gar nicht der so negative schädliche Mitbewohner des Darms ist, als der er immer dargestellt wird. Während der Schwermetallbelastung ist der Candida nämlich eine wichtige Hilfestellung und ein natürlicher Schutz für den Organismus, um diesen vor den Schäden der Schwermetalle zu schützen und um diese auszuleiten. Dies geschieht, indem der Candida-Hefepilz Schwermetalle bindet und sie über den Darm und somit den Stuhlgang ausscheidet. So schützt der Candida einerseits den Körper, andererseits produziert er aber auch selbst weitere Giftstoffe, die den Organismus belasten können.

Auf Grund seiner Forschungsergebnisse kommt Dr. Rau zu dem Fazit, dass die klassischen antimykotischen Therapien kontraproduktiv sind: „Der natürliche Schutz gegen Schwermetallbelastung wird dadurch vernichtet, und beim

Abtöten werden massiv Gifte, Zerfallsprodukte der Pilze und zuvor gebundene Quecksilberkomplexe im Körper freigesetzt." Nach der Ausleitung der Schwermetalle verlassen nach den Erfahrungen von Dr. Rau die Candidapilze den Körper dann ganz automatisch.

Dass Pilze Schwermetalle binden können, hat man schon vor mehreren Jahrzehnten in der Industrie entdeckt und für verschiedene Zwecke genutzt. Der Universität Zürich gelang es mit Hilfe von Pilzen, Schwermetalle aus der Filterasche von Müllverbrennungsanlagen zu entfernen.

In den USA werden ‚Pilzcocktails' in stillgelegten Bergwerken eingesetzt, in denen noch Restbestände aus Metallen erwirtschaftet werden sollen. Aus der Pilzlösung, die das schwermetallhaltige Bergwerkgestein durchläuft, können anschließend die gewünschten Metalle herausgefiltert werden.

Auf Grund der Symbiose von Schwermetallen und Candida sollte bei einem Verdacht auf eine Hefepilzinfektion also unbedingt nach möglichen Schwermetallbelastungen gesucht werden.

Wenn Sie das Thema ‚Candida' intensiver interessiert, lesen Sie das Buch ‚Neue Energie ohne Candida' von Sigi Nesterenko.

Behandlung allgemein

Das oberste Ziel der Behandlung sollte darin bestehen, dass sich der Patient besser fühlt und ein möglichst normales aktives Leben führen kann. Dies geschieht durch die Linderung der Symptome und den Rückgang der Entzündungen. Dabei geht es auch darum, möglichst lange Zeiten der Remission (Abwesenheit der aktiven Erkrankung) zu erzielen. In vielen Fällen ist es möglich, Remissionen über mehrere Monate zu halten, bei manchen Patienten dauert die symptomfreie Phase sogar mehrere Jahre lang an. Allerdings weiß man auch, dass es bei ca. 50 % der Betroffenen innerhalb eines Jahres zu einem erneuten Schub kommt.

Aber da nicht nur die Symptome des Morbus Crohns äußerst individuell auftreten, sondern auch die Behandlungen sehr unterschiedlich wirken, ist es für Ärzte oftmals äußerst schwierig, in allen Fällen eine zufriedenstellende Behandlung zu erreichen.

Grundsätzlich besteht die Therapie immer aus der regelmäßigen Kontrolle der Entzündungen, ausreichender Flüssigkeitszufuhr, einer angepassten Ernährung und der gezielten Linderung der begleitenden Symptome.

Für die Behandlung sollte man einen erfahrenen Gastroenterologen einbeziehen. Er wird einen individuellen Therapieplan festlegen, der die Schwere der Erkrankung und die persönliche Lebenssituation berücksichtigt. Dabei sollten auch die Erfahrungen mit bisherigen Behandlungen, Krankengeschichte und Begleiterkrankungen einbezogen werden. So benötigen Patienten mit nur leichten Symptomen häufig Medikamente, die das Immunsystem unterdrücken, während es bei schweren Krankheitsverläufen häufig keine Alternative zur Operation gibt.

Mit den derzeitigen Therapieverfahren gelingt es bei den meisten Patienten, die Symptome zu reduzieren, sodass weitestgehend eine normale Lebensführung möglich ist.

Behandlungsmöglichkeiten schulmedizinisch

Unter schulmedizinischen Aspekten gesehen gilt Morbus Crohn als unheilbar, denn es gibt kein Medikament, das in der Lage ist, die Krankheit zu heilen. Allerdings gibt es Behandlungen, die dazu verhelfen, die Krankheit unter Kontrolle zu bekommen.

Grundsätzlich richtet sich die Behandlung der Erkrankung nach ihrem Schweregrad, der individuellen Ausprägung und danach, welcher Bereich des Verdauungstraktes betroffen ist. So ist es wichtig, dass das Behandlungsschema für jeden Patienten auf dessen Bedürfnisse angepasst wird. Da es bei der Schulmedizin um die Behandlung von Symptomen geht und nicht um Ursachen, setzt die Behandlung daran an, die auftretenden Symptome zu lindern.

Meistens besteht das Therapiekonzept aus mehreren Komponenten. Dabei bildet die Einnahme von Medikamenten fast immer die Grundlage und erfolgt ambulant. Während schwerer akuter Schübe kann es allerdings erforderlich werden, sich stationär im Krankenhaus behandeln zu lassen.

Einige Patienten können während einer symptomfreien Phase auf die Einnahme von Medikamenten verzichten. Ob dies möglich ist, wird vom behandelnden Arzt immer individuell festgelegt. Somit unterscheidet man bei der Morbus Crohn-Behandlung immer zwischen einer Therapie eines akuten Schubes und der Remissionserhaltung.

Durchfallpräparate

Bei einem akuten Schub geht es zunächst vorrangig darum, die Durchfälle zu stoppen. Hierzu werden Präparate wie Diphenoxylat, Loperamid, medizinische Kohle oder Flohsamen eingesetzt. Diese Anti-Durchfall-Mittel sind während der akuten Schübe meistens zusätzlich zu den anderen Medikamenten erforderlich.

Da es durch diese Anti-Durchfall-Präparate zu einer Verlangsamung der Darmbewegungen kommt, und dies lebensbedrohliche Komplikationen mit sich bringen kann, sollte die Einnahme unter äußerster Vorsicht und unter Aufsicht des Arztes erfolgen.

Cortison

Cortison wird bei Patienten mit schweren Schüben, aber auch als remissionserhaltend eingesetzt.

Bei Cortison handelt es sich um einen Wirkstoff, der im Körper als Baustein für das Hormon Cortisol vorkommt. Es hilft, die Entzündung und die Immunreaktion des Körpers zu unterdrücken. Um dies zu erreichen, muss die verabreichte Dosis allerdings deutlich höher sein als die vom Körper produzierte.

Ziel dieses Medikamentes ist es, die Entzündungsprozesse des Morbus Crohns zu stoppen oder sie zumindest zu reduzieren.

Da die Nebenwirkungen durch Cortison gravierend sein können, muss die Anwendung dieser Therapie immer gründlich abgewogen werden. Wenn die Symptome nur sehr leicht sind, rechtfertigen sie in der Regel noch keine Cortisonbehandlung.

Cortison gibt es in verschiedenen Darreichungsformen und wird je nach Indikation in Form von Sprays, Tabletten, Cremes oder Säften verabreicht.

Grundsatz der Cortisonbehandlung sollte immer sein, die Behandlung so rechtzeitig wie möglich, aber dennoch nicht zu früh zu beginnen. Dabei muss die Dosierung angemessen gewählt werden, also nicht zu niedrig, aber auch nicht zu hoch. Meistens ist eine längerfristige Einnahme erforderlich.

Cortison wird als alleiniges Präparat oder auch in Kombination mit weiteren Medikamenten verordnet. Meistens wird die Cortison-Dosierung mittel bis hoch gewählt. Sobald sich die Symptome verbessern, wird die Dosierung reduziert, um unerwünschte Nebenwirkungen zu vermeiden oder zu verringern.

Lesen Sie auch das Kapitel ‚Cortison unter der Lupe', um sich über die vielfachen Neben- und Langzeitwirkungen von Cortison zu informieren.

Aminosalicylate

Zu den am häufigsten verordneten Medikamenten gehören Aminosalizylate. Hierbei handelt es sich um Medikamente, die 5-ASA - aminosalicyclic acid (5-) enthalten und zur Kontrolle der Entzündung verordnet werden. Die Aminosalizylate gelten als die wichtigsten antientzündlichen Medikamente bei der Therapie von Morbus Crohn und werden bei Patienten mit einem leichten oder mittelschweren Krankheitsverlauf verschrieben. Auch bei wiederkehrenden Schüben, und wenn insbesondere der Dickdarm betroffen ist, werden sie meistens als Mittel der ersten Wahl verordnet.

Aminosalicylate gibt es in Form von Tabletten und Zäpfchen, werden aber auch für Einläufe verwendet.

Manchmal kann durch die alleinige Einnahme von Aminosalicylsäure eine Linderung der Beschwerden erreicht bzw. eine weitere Verschlechterung verhindert werden. Meistens wird auch während der beschwerdefreien Phasen (Remissionen) über mehrere Jahre hinweg eine tägliche Einnahme von Aminosalicylsäure verordnet, um einen zeitnahen neuen Schub zu verhindern.

Patienten, die auf die Einnahme von Aspirin mit allergischen Symptomen reagieren, sollten 5-ASA nicht verwenden, weil sie 5-ASA und Aspirin in ihrer chemischen Struktur ähnlich sind.

Wenn mit den Aminosalizylaten kein zufriedenstellender Behandlungserfolg erreicht werden kann, kommt es in der Regel zu einer Kombination mit weiteren Medikamenten, oder es werden Präparate mit einem anderen Wirkstoff verwendet. Dies ist oftmals der Fall bei mittelschweren bis schweren Ausprägungen.

Immunsuppressiva

Patienten, die weder auf die Aminosalizylate noch auf Kortikosteroide ansprechen, können eine Behandlung mit Cyclosporin, Methotrexat oder Azathioprin versuchen. Hierbei handelt es sich um so genannte Immunsuppressiva, die die Reaktion des Immunsystems unterdrücken sollen.

Immunsuppressiva werden zur Behandlung von Autoimmunerkrankungen und Krankheiten, die auf Grund einer Fehlfunktion des Immunsystems entstehen, eingesetzt. Da diese Medikamente mit ernsthaften Risiken und Nebenwirkungen verbunden sind, sollte ihre Einnahme gründlich überlegt werden. Durch Immunsuppressiva kommt es zu einer allgemeinen Einschränkung des Abwehrsystems, sodass nicht nur das Infektionsrisiko zunimmt, sondern auch das Risiko, eine Krebserkrankung zu entwickeln.

Methotrexat

Methotrexat gehört zu den Immunsuppressiva. Da es in der Lage ist, das Zellwachstum zu hemmen, wird es hauptsächlich bei schweren Erkrankungen wie Krebs eingesetzt. Mittlerweile findet es aber auch häufig bei anderen Erkrankungen Verwendung, die mit Entzündungsprozessen einher gehen wie Morbus Crohn, Colitis ulcerosa, Sarkoidose, Rheuma und Schuppenflechte.

Dabei liegt es im Ermessen des Arztes, ob er dieses Präparat als Einzelsubstanz oder in Kombination mit einer niedrigen Cortisongabe verabreicht. Die Dosierung von Methorexat ist deutlich niedriger als bei Krebserkrankungen.

Um einige unerwünschte Nebenwirkungen von Methotrexat zu vermeiden oder zu reduzieren, hat sich die Einnahme von Folsäure als hilfreich erwiesen. Um mögliche Nebenwirkungen schnellstmöglich aufzudecken, sind besonders zu Beginn der Behandlung engmaschige Kontrolluntersuchungen erforderlich.

Werden die Immunsuppressiva gut vertragen, so können sie nach bisherigen Erkenntnissen über einen langen Zeitraum und sogar mehrere Jahrzehnte hinweg eingenommen werden.

Für schwangere und stillende Frauen wird von der Behandlung mit Methotrexat allerdings abgeraten, weil es zu Schädigungen des (un)-geborenen Kindes führen kann.

TNF-Alpha-Inhibitoren

Ein seit einigen Jahren häufig verwendeter Wirkstoff ist das Infliximab, das zu den so genannten Biologika gehört. Hierbei handelt es sich um ein entzündungshemmendes Präparat, das zu der Gruppe der TNF-Alpha-Inhibitoren (TNF-Alpha-Blocker) gehört. Es ist in seinem Aufbau den körpereigenen Antikörpern sehr ähnlich, was dazu führt, dass häufig die Cortisondosierung reduziert oder sogar beendet werden kann.

Durch das Infliximab wird der Botenstoff Tumornekrosefaktor Alpha blockiert, der maßgeblich an dem Entzündungsgeschehen der Darmschleimhaut beteiligt sein soll. Die Verabreichung erfolgt insbesondere bei schweren und therapieresistenten Schüben.

Auch wenn dieses Behandlungsverfahren noch vergleichsweise neu ist, so weiß man mittlerweile schon, dass bei einer regelmäßigen Einnahme Darmschleimhautschäden heilen können. Dies hat den überzeugenden Vorteil, dass der gesamte Krankheitsverlauf positiver erfolgt, Krankenhausaufenthalte weniger werden, und sogar Operationen seltener erforderlich sind.

Leider haben diese hoffnungsvollen Erfolge der Behandlung mit TNF-Alpha-Blockern auch eine Schattenseite und zwar die Kostenseite. Derzeit kostet ein Behandlungszyklus ca. 3.000,- €, und da dieser im Abstand von acht Wochen regelmäßig wiederholt werden muss, kann dieses Behandlungsverfahren zu einem kostenintensiven Unterfangen werden.

Die Behandlung mit TNF-Alpha-Blockern gehört in erfahrene therapeutische Hände und muss engmaschig überwacht werden, um mögliche Nebenwirkungen wie u. a. eine Sepsis rechtzeitig erkennen zu können.

Da durch die TNF-Alpha-Blocker eine Tuberkulose eine Reaktivierung erfahren kann, ist es erforderlich, vor der Verabreichung eine mögliche Tuberkuloseinfektion auszuschließen.

Budesonid

Bei leichten bis mäßigen Beschwerden kommt häufig das Steroid Budesonid zum Einsatz. Hierbei handelt es sich um lokal wirksame Kortikosteroide, die weit weniger Nebenwirkungen hervorrufen als das herkömmliche Cortison. Dies wird dadurch erreicht, dass der Wirkstoff lokal freigesetzt wird und quasi an Ort und Stelle im Darm antientzündlich wirken kann. Hierdurch wird der Körper nur minimal belastet, wovon auch die Leber profitiert, die nur eine geringe Menge abbauen muss.

Die Verabreichung erfolgt entweder als einmalige Dosierung oder auf 3 tägliche Dosierungen.

Antibiotika

Bei Veracht auf eine Infektion wird Antibiotika ergänzend zu anderen Medikamenten verabreicht. Auch als unterstützende Behandlung von Fisteln, Eitereinschlüssen und Geschwüren werden Präparate wie Metronidazol häufig eingesetzt.

Es wird allerdings immer wieder von Betroffenen berichtet, dass sie die Antibiotika nicht gut vertragen. Dies äußert sich unter anderem durch starke Durchfälle oder das Auslösen eines erneuten Schubes.

Sonstige Informationen

Immunmodulierende Medikamente sind in ihrer Wirksamkeit sehr träge, sodass die Patienten während der Einnahme eine intensive regelmäßige ärztliche Überwachung erhalten sollten. Außerdem sollten nicht nur der Hausarzt, sondern auch alle weiteren behandelnden Ärzte über die Erkrankung und die Medikamenteneinnahme informiert sein. So können Sie verhindern, dass Ihnen keine weiteren Medikamente verabreicht werden, die möglicherweise Wechselwirkungen mit Ihren Präparaten auslösen.

Schwerwiegende Symptome wie starke Blutungen, extremer Durchfall oder Darmdurchbruch können es erforderlich machen, kurzfristig ein Krankenhaus aufzusuchen. Denn hierbei besteht die Gefahr einer Dehydratation und eines Ungleichgewichtes des Elektrolythaushaltes. Im Krankenhaus werden in diesen Fällen u. a. intravenöse Elektrolyt-Infusionen verabreicht.

Operation

Wenn in schweren Fällen die medikamentöse Behandlung nicht erfolgreich ist, oder die verordneten Medikamente zu massiven und nicht mehr verantwortbaren Nebenwirkungen führen, bleibt oftmals keine Alternative zu einer Operation.

Ein operativer Eingriff ist insbesondere dann angezeigt, wenn schwerwiegende Komplikationen wie Stenosen, Fisteln oder Abszesse nicht auf medikamentöse Behandlungen ansprechen. Auch bei einem Darmverschluss, einem Darmdurchbruch, einer anhaltenden Blutung und einem toxischen Megakolon gibt es zur Operation in der Regel keine Alternative.

Zwar führt eine Operation nicht zu einer Heilung des Morbus Crohns, aber um weitere noch schwerwiegendere Folgen zu vermeiden, ist dieser Eingriff in bestimmten Situationen unerlässlich. Im Laufe der Zeit wird bei über 70 % der Morbus Crohn-Patienten innerhalb der ersten 10 Jahre nach dem Krankheitsbeginn ein operativer Eingriff erforderlich. Bei vielen von ihnen wird im Laufe von weiteren 10 Jahren auf Grund eines Rückfalls eine erneute Operation durchgeführt.

Dies macht deutlich, dass eine Operation keine Heilung bedeutet, sondern ein Wiederauftreten der Erkrankung immer erwartet werden muss. Eine Operation führt aber bei den meisten Patienten zumindest zu einer mittelfristig andauernden Linderung oder sogar vorübergehenden Befreiung der Beschwerden.

Bei den meisten Betroffenen kommt es zu einer Teilentfernung des Dickdarms, wobei schwer beschädigte Bereiche des Darms oder Engstellen beseitigt werden. Je nach Situation der Engstelle kann diese auch anhand eines Ballons aufgedehnt werden.

Einige Operationen werden auch auf Grund von Fisteln und Abszessen vorgenommen. Fisteln werden hierbei verschlossen und Abszesse abgetragen. Zu den häufigsten Eingriffen gehört jedoch die Entfernung des Übergangs vom Dünndarm zum Dickdarm.

In einigen Fällen ist es möglich, die Operation in Form einer Bauchspiegelung (Laparoskopie) vorzunehmen, die unter Vollnarkose und mithilfe einer kleinen Videokamera erfolgt, die in den Bauchraum eingeführt wird. Dieses Verfahren hat den Vorteil, dass die Operation durch wesentlich kleinere Einschnitte in der Nähe des Bauchnabels und am Unterbauch erfolgen kann und weniger Komplikationen sowie einen schnelleren Gesundungsprozess mit sich bringt.

Wenn sich während der Operation allerdings Hinweise ergeben, die eine offene Operation notwendig machen, wird in diesen Fällen von der Bauchspiegelung auf das umfangreichere Verfahren gewechselt. Eine offene Operation ist grundsätzlich dann erforderlich, wenn keine ausreichende Übersichtlichkeit gegeben ist, oder ein großer Befall des Darms vorliegt.

Sobald die erkrankten Abschnitte des Darms herausgeschnitten wurden, verbindet der Arzt die jeweiligen Enden mit einer Naht. Eines der wichtigsten Ziele während der Operation ist es, dass diese möglichst darmerhaltend durchgeführt wird, sodass die gesunden Darmanteile erhalten bleiben. Dies bedingt, dass die entfernten Darmabschnitte möglichst kurz sein sollten.

Wenn trotz aller Bemühungen eine darmerhaltende Operation nicht machbar ist, wird ein künstlicher Darmausgang gelegt. Häufig geschieht dies, um die frischen Nahtstellen zu schonen und den Heilungsprozess nicht zu gefährden. Bei vielen Patienten kann einige Monate später eine Rückverlegung des künstlichen Darmausgangs erfolgen.

Da die Operation nicht ohne Risiken ist und einen großen Eingriff in den gesamten Stoffwechsel darstellt, sollte diese nur in schweren Fällen durchgeführt werden. Daher sollte eine Operation so lange wie möglich aufgeschoben werden. Allerdings sollte man auch nicht zu lange warten, sodass es immer eine Gratwanderung bedeutet, den sinnvollsten Zeitpunkt für eine Operation herauszufinden. Insbesondere, wenn Verwachsungen von Organen vorliegen, wird eine Operation gründlich abgewogen.

Künstlicher Darmausgang

Eine Operation des Darms wirkt auf Grund mehrerer Faktoren auf die Betroffenen beängstigend. Natürlich ist da die Angst vor der Operation als solche. Aber da ist auch die Ungewissheit, wie das Leben nach der Operation aussehen wird. Dabei befürchten viele Patienten verständlicherweise einen künstlichen Darmausgang.

Allerdings ist der künstliche Darmausgang Dank moderner Operationstechniken heutzutage nicht mehr die zwangsläufige Konsequenz nach einer Darmoperation. War es bis vor wenigen Jahren bei einer Entfernung von Teilbereichen des Darms noch häufig an der Tagesordnung, dass das Leben von nun an mit einem künstlichen Darmausgang weiter ging, so kann heutzutage in vielen Fällen darauf verzichtet werden.

Je nach Lokalisation der Entzündung wird der untere Teil des Mastdarms nicht operativ entfernt. Dadurch kann der untere Teil des Dünndarms an den Mastdarm angeschlossen werden, sodass der Stuhl wie gewohnt über den Darmausgang entleert werden kann. Die Stuhlgewohnheiten werden sich hierdurch dahingehend verändern, dass der Stuhl in seiner Konsistenz nicht mehr so fest ist und es zu häufigeren Entleerungen kommt.

Selbst wenn die Entfernung des Mastdarms erforderlich wird, so kann Dank neuer chirurgischer Verfahren in bestimmten Fällen aus dem Dünndarm ein künstlicher Enddarm produziert werden. Dabei wird der Dünndarm direkt mit dem Schließmuskel verbunden, und der künstliche Enddarm übernimmt die ursprüngliche Funktion des entfernten Mastdarms als Reservoir. Damit wird erreicht, dass man eine unkontrollierte Darmentleerung verhindert, und ein künstlicher Darmausgang nicht erforderlich ist.

Sind bestimmte anatomische Voraussetzungen für diese Operation jedoch nicht gegeben, und lässt der Morbus Crohn auch keine andere Alternative zum künstlichen Darmausgang zu, dann bleibt einem dieses unliebsame Konstrukt leider nicht erspart.

Trotz aller Befürchtungen und Unsicherheiten: Das Leben ist auch mit diesem ‚Beutel am Bauch' äußerst lebenswert. Es bedarf dabei allerdings einiger Umstellungen und Änderungen so mancher Gewohnheit, aber wenn sich dadurch die insgesamte körperliche Verfassung verbessert, oder ein Ausbruch von Darmkrebs verhindert werden konnte, dürfte dieser künstliche Ausgang ein ‚akzeptabler Preis' sein.

Um einen künstlichen Darmausgang anzubringen, wird in der Bauchdecke eine kleine Öffnung eingerichtet. An dieser Stelle wird eine Basisplatte zur Befestigung eines Beutels angebracht, in dem die Ausscheidungen gesammelt werden.

Je nachdem, wie sehr man die Krankheitssituation, die erfolgte Operation und den künstlichen Darmausgang als eine psychische Belastung empfindet, mit der man nicht mehr aus eigener Kraft fertig zu werden glaubt, kann eine Unterstützung durch einen Psychotherapeuten hilfreich sein.

Cortison unter der Lupe

Bei vielen Morbus Crohn-Patienten gehört die Verabreichung von Cortisonpräparaten zur Basistherapie. Allerdings erfolgt die Verordnung oftmals viel zu leichtfertig und auch in Fällen, in denen die Einnahme noch gar nicht unbedingt erforderlich wäre. Auf Grund der gefürchteten Nebenwirkungen kommt eine übliche Cortisonbehandlung zumindest so lange nicht in Frage, wie die Symptome dies rechtfertigen würden.

Bevor man sich für eine Cortisonbehandlung entscheidet, sollte man sich darüber bewusst sein, dass mit Cortison zwar die Entzündungen gelindert werden, was häufig zu einem schnellen Abklingen der Symptome führt, aber eine Heilung, wie sie eigentlich erwünscht ist, bedeutet dies leider nicht. Cortison unterdrückt die Symptome, aber erwirkt keine Heilung. Dies ist ein Trugschluss, dem viele Betroffene leider aufsitzen.

Doch trotz der bekannten Nachteile und Risiken führt nach heutigem Wissensstand bei vielen Patienten kein Weg an Cortison vorbei.

Cortison ist ein natürlich vorkommendes Hormon, das jeder Mensch benötigt. Es wird in den Nebennieren produziert. Allerdings sieht dies anders aus, wenn das Cortison von außen zugeführt und in hohen Mengen verabreicht wird und zu zahlreichen Nebenwirkungen führt.

Bei Morbus Crohn besteht die Gefahr von Nebenwirkungen insbesondere deswegen, weil häufig eine langfristige Einnahme erforderlich ist. Bei kurzfristigen Cortisontherapien treten in der Regel keine Nebenwirkungen auf.

Ob es bei einer langfristigen Einnahme tatsächlich zu Nebenwirkungen kommt, ist auch von der verabreichten Dosierung abhängig. Klassische kurzfristige Cortison-Nebenwirkungen sind eine Gewichtszunahme, Wassereinlagerungen im Gewebe (Ödeme), Stimmungsschwankungen, eine erhöhte Neigung zu Blutgerinnseln (Thrombosen), Bluthochdruck, hoher Blutzuckerspiegel, Schlafstörungen, Akne und häufiges Verlangen nach Essen.

Zu den langfristigen Folgeschäden zählen unter anderem Hautschädigungen, Hautverdünnungen, Magengeschwüre und Diabetes. Am meisten gefürchtet wird der mögliche Knochenschwund (Osteoporose), der geradezu als die klassische Nebenwirkung von Cortison gilt. Weniger bekannt sind die Beeinträchtigungen der Augen, die als Grauer Star (Katarakt) oder Grüner Star (Glaukom) in Erscheinung treten.

Erfreulicherweise bilden sich viele Nebenwirkungen wieder zurück, sobald das Cortison abgesetzt wird. Allerdings lassen sich einige durch Cortison entstandenen Schädigungen oftmals nicht zurückbilden wie die Osteoporose und der Grüne bzw. Graue Star.

Um eine für den Patienten akzeptable Lösung zu finden, sollte die Cortisonverordnung unbedingt unter Einbeziehung der Nutzen und Risiken ehrlich abgewogen werden. Und damit die gefürchteten Nebenwirkungen vermieden oder reduziert werden, sollte die Dosierung so minimal wie möglich ausfallen.

Da in einigen Fällen die gravierenden Cortison-Nebenwirkungen die aktuellen Symptome vom Morbus Crohn übertreffen können, sollte eine Cortisontherapie also gründlich überdacht werden.

Auch wenn ein Verzicht auf Cortison nicht möglich ist, so ist aber in vielen Fällen unter bestimmten Voraussetzungen oder durch die Gabe anderer Präparate zumindest eine Reduzierung der Dosierung möglich. Auch alternative Heilverfahren können oftmals erfolgreich zur Erreichung einer geringeren Cortisongabe eingesetzt werden.

Tipps zum besseren Umgang mit Cortison

Wenn man unbedingt auf die Cortisoneinnahme angewiesen ist, so kann man die Verträglichkeit und möglichen Nebenwirkungen durch verschiedene Maßnahmen oftmals lindern. So kann in einigen Fällen die Dosierung auf einen Zweitagesrhythmus gesetzt werden, sodass nur jeden zweiten Tag die Cortisoneinnahme erfolgt. Wichtig ist, dass dadurch die Wirksamkeit nicht schlechter ausfällt als bei einer täglichen Einnahme.

Um eine unerwünschte Gewichtszunahme zu vermeiden, ist eine zucker-, fett- und salzarme Ernährung wichtig. Dabei sollten gesättigte Fettsäuren und rotes Fleisch reduziert werden. Um das Gewicht im Auge zu behalten, kontrollieren Sie immer Ihre zugeführten Kalorien und das Gewicht durch einen regelmäßigen Gang auf die Waage.

Sorgen Sie für eine ausreichende Versorgung mit Vitamin D und Calcium, um Osteoporose vorzubeugen. Täglich sollten ca. 1.000 mg (auf 4 tägliche Portionen à 250 mg verteilt) und 1.000 Einheiten Vitamin D eingenommen werden.

Auch wenn Ihnen hin und wieder danach ist, die Cortison-Dosierung am liebsten eigenmächtig zu reduzieren, sollten Sie jegliche Veränderungen immer mit Ihrem Arzt besprechen. Da sich der Körper an die Dosierung gewöhnt hat, muss er sich langsam an etwaige Veränderungen anpassen. Um eventuelle körperliche Beeinträchtigungen festzustellen, die mit der Cortisoneinnahme zusammenhängen, sind regelmäßige Kontrolluntersuchungen erforderlich. Dazu gehören insbesondere eine Überwachung des Blutdrucks, der Knochendichte und der Sehkraft.

Wenn einige dieser Maßnahmen ergriffen werden, und zudem die richtige Dosierung des Cortisons gewählt wird, sollte der Nutzen dieser Behandlung größer sein als die möglicherweise auftretenden Nebenwirkungen.

Behandlungsmöglichkeiten Naturheilkunde

Die Nachfrage nach naturheilkundlichen Behandlungsmöglichkeiten nimmt in Deutschland stetig zu. Besonders Patienten, die von einer chronischen Erkrankung betroffen sind, suchen nach sinnvollen Alternativen, um den vielfachen Nebenwirkungen chemisch hergestellter Medikamente aus dem Wege zu gehen oder diese zumindest zu lindern.

Und natürlich spielt dabei auch immer die Hoffnung mit, dass man mit komplementärmedizinischen Verfahren die Ursache der Erkrankungen erreichen kann und nicht nur die sonst übliche Symptombekämpfung betreibt. Das Interesse an ganzheitlichen Therapien nimmt zu, wenn man mit konventionellen Behandlungen nicht den gewünschten Erfolg erzielt. Aber auch der Wunsch, der Erkrankung nicht als passiver Patient ausgeliefert zu sein, ist für manche Betroffenen eine wichtige Motivation, sich in Eigenregie um Behandlungsalternativen zu bemühen.

Obwohl die Mehrzahl der Menschen in Deutschland Therapien aus der Naturheilkunde bevorzugt und beispielsweise lieber pflanzliche oder homöopathische Präparate einnehmen möchte als mit Nebenwirkungen verbundene chemische Produkte, ist die Naturheilkunde immer wieder Konfrontationen ausgesetzt. Insbesondere das häufige Fehlen von sogenannten Doppelblindstudien, wie sie in der Schulmedizin praktiziert werden, wird von ihren Gegnern gerne als ausschlaggebendes Argument herangezogen. So weisen sie immer wieder darauf hin, dass die jeweiligen Methoden wissenschaftlich nicht anerkannt seien.

Dabei sind es oft jahrhunderte oder sogar jahrtausende alte Erfahrungen, auf denen viele der in der Naturheilkunde verwendeten Therapien und Präparate basieren. Deswegen werden Teilbereiche der Naturheilkunde auch als Erfahrungsmedizin bezeichnet. Das Fehlen der oben erwähnten Studien liegt in vielen Fällen nicht an der fehlenden Wirksamkeit der jeweiligen Methoden und Präparate, sondern oftmals an den geringen finanziellen Mitteln, die den Herstellern zur Verfügung stehen. Im Unterschied zur klassischen Pharmaindustrie lassen sich die meisten in der Naturheilkunde verwendeten Mittel nämlich nicht patentieren. Dies jedoch ist für die großen Pharmahersteller oft die wichtigste Voraussetzung, damit sie möglichst viel Profit aus ihren Produkten erzielen können.

Wie Erfahrungen immer wieder zeigen, kann die Naturheilkunde gerade bei chronischen Erkrankungen oft sehr beeindruckende und erstaunliche Erfolge erreichen, die zu einer deutlichen Verbesserung der Lebensqualität der Betroffenen führen. Für die Schulmediziner sind dies dann oft unerklärliche Vorkommnisse, weil ja nach ihrem Verständnis die ein oder andere chronische Erkrankung nicht heilbar oder linderbar ist.

Und auch wenn Therapien und Präparate aus dem naturheilkundlichen Bereich großteils selbst finanziert werden müssen, so kann dies mit einer verbesserten Gesundheit belohnt werden.

In der Naturheilkunde ist es oftmals erforderlich, dass man die Behandlungskonzepte auf mehreren Säulen aufbaut. Die jeweiligen Maßnahmen wirken dabei gemeinsam oder können sich gegenseitig ergänzen. Auch als Therapiebegleitung der schulmedizinischen Maßnahmen bietet sich das ein oder andere Verfahren an. Patienten mit chronisch entzündlichen Darmerkrankungen ist dies meistens bekannt, denn viele von ihnen verwenden alternative Heilmittel als Ergänzung zu verschreibungspflichtigen Präparaten.

Wenn Sie zur Behandlung des Morbus Crohns alternative Behandlungsverfahren in Erwägung ziehen, sprechen Sie dies unbedingt mit Ihrem behandelnden Arzt ab. Ideal wäre es, wenn er sich dieser Thematik gegenüber offen zeigt, und noch idealer wäre es natürlich, wenn er sich gut mit diesen naturheilkundlichen Möglichkeiten auskennen würde.

Bedenken Sie aber immer, dass auch diese Verfahren durchaus Nebenwirkungen mit sich bringen können oder unerwünschte Wechselwirkungen mit anderen Präparaten möglich sind. Außerdem gibt es leider auch immer wieder Therapieverfahren, die von zweifelhaftem Nutzen sind und nicht nur viel Geld kosten können, sondern auch gefährlich sind.

Abgesehen von diesen Überlegungen sind naturheilkundliche Behandlungsverfahren in vielen Fällen aber sehr willkommene Möglichkeiten, um eine Erkrankung noch besser in den Griff zu bekommen.

Die in diesem Kapitel vorgestellten Möglichkeiten aus der Naturheilkunde dürften als die gängigsten und mitunter erfolgreichsten Methoden gelten, die derzeit zur Behandlung von Morbus Crohn angewendet werden. Sicher gibt es darüber hinaus auch noch weitere sinnvolle Behandlungsmöglichkeiten.

Homöopathie

Die Homöopathie ist bereits seit 200 Jahren bekannt und wurde von S. Hahnemann entwickelt. Heutzutage gehört sie zu den bekanntesten Verfahren der Naturheilkunde. Da sie nur äußerst selten zu unerwünschten Nebenwirkungen führt und der Körper nicht belastet wird, ist die Homöopathie eine so beliebte Behandlungsmethode.

Bei der Behandlung von Morbus Crohn eignet sich die Homöopathie als Basisbehandlung. Hierfür werden vom Therapeuten individuell angezeigte homöopathisch wirkende Substanzen herausgearbeitet. Diese sollen die Selbstregulation des gesamten Organismus anregen. Denn bei der Behandlung des Morbus Crohns geht es darum, durch homöopathische Substanzen den Stoffwechsel und die Selbstheilungskräfte zu aktivieren.

Die Homöopathie handelt nach der Ähnlichkeitsregel, die besagt, dass die verabreichten Substanzen zu ähnlichen Symptomen führen, wie sie für eine bestimmte Krankheit typisch sind.

Die durch die Homöopathie übermittelten Heilinformationen sind zwar chemisch nicht mehr messbar, aber durch physikalische Schwingungsmuster erzeugen sie ihre Wirkung.

Von Kritikern wird immer wieder der angebliche Placebo-Effekt der Homöopathie thematisiert, auf den die Wirkung der homöopathischen Substanzen zurückzuführen sei. Da die Homöopathie allerdings sehr erfolgreich auch bei Tieren und kleinen Kindern eingesetzt werden kann, dürfte dies Beweis genug dafür sein, dass es sich bei der Homöopathie nicht um eine Placebo-Wirkung handeln kann.

Es gibt nur wenige Studien über die Wirksamkeit der Homöopathie bei der Behandlung von Morbus Crohn, aber auf der Basis von langjährigen Erfahrungen werden verschiedene Präparate erfolgreich eingesetzt. Vor der Verordnung der homöopathischen Mittel unternimmt der Therapeut eine umfassende Anamnese, bei der auch der Konstitutionstyp sowie emotionale und psychische Verfassungen berücksichtigt werden. Nur so ist es möglich, die individuell angezeigten Präparate herauszufinden.

Podophyllum

Dieses Mittel ist für Personen geeignet, deren Durchfälle sich nach dem Essen oder Trinken verschlimmern. Auch bei Patienten, die schmerzhafte Krämpfe in den Füßen und unteren Beinregionen erfahren, kann Podophyllum zur Symptomlinderung verhelfen.

Veratrum album

Veratrum album wird verwendet, wenn starker, wässriger Durchfall von Schüttelfrost, Erbrechen, Magenkrämpfen und einem aufgeblähtem Bauch begleitet wird. Bei diesen Patienten kommt es zu einer Symptomverschlechterung, wenn sie Obst verzehren. Außerdem neigen sie dazu, kalte Getränke warmen Getränken vorzuziehen.

Schüsslersalze

Bei den Schüsslersalzen handelt es sich um eine Richtung der Alternativmedizin, die sich aus der Homöopathie entwickelt hat. Die Therapie mit Schüsslersalzen basiert auf der Annahme, dass Krankheiten durch Störungen im Mineralhaushalt der Zellen verursacht werden. Anders als bei der klassischen Homöopathie wird hier also ein biochemisches Ungleichgewicht als Ursache von Krankheiten angenommen.

Die Mineralstoffe werden dem Patienten in homöopathischer Dosierung und somit potenziert verabreicht.

Zur Unterstützung der Morbus Crohn-Behandlung werden häufig die Schüsslersalze Calcium phosphoricum Nr. 2, Kalium chloratum Nr. 4, Kalium phosphoricum Nr. 5 und Arsenum jodatum Nr. 24 verwendet.

Phytotherapie

Die Verwendung von pflanzlichen Produkten zu medizinischen Zwecken zählt zu den ältesten der Menschheit. Verschiedene Formen der Volksmedizin basieren auf den Erfahrungen dieser Kräuterheilkunde wie u. a. die Traditionelle Chinesische Medizin (TCM), die ayurvedische Medizin und die Klosterheilkunde.

Hinter der Bezeichnung ‚sekundäre Pflanzenstoffe' verbergen sich mehr als 30.000 unterschiedliche pflanzliche Substanzen. Diese werden hauptsächlich von Pflanzen gebildet und nehmen ein breites Spektrum von Funktionen wahr. So dienen sie als Schutz- und Abwehrstoffe, als Pflanzenhormone oder Farb-, Lock- und Duftstoffe.

Vielfach ist die Tatsache nicht bekannt, dass auch viele Präparate der klassischen Pharmaindustrie auf der Nutzung von Pflanzen basieren. Dabei verwenden die Hersteller als Produktionsbasis ganze Bestandteile oder Auszüge für die Entwicklung ihrer Medikamente.

Oftmals dienen die pflanzlichen Bestandteile auch als Basis, um gleichwertige Wirkstoffe auf synthetischem Wege herzustellen. Der Vorteil dieser Methode wird damit erklärt, dass sich durch die synthetische Herstellung genaue Dosierungen festlegen lassen, während es bei natürlich vorkommenden Wirkstoffen immer zu Schwankungen kommt. Nachvollziehbar sind aber auch Erklärungen, die davon ausgehen, dass durch die synthetische Herstellung in Verbindung mit patentierbaren Präparaten die Wirtschaftlichkeit eine wichtige Rolle spielen könnte.

Neben der Nutzung von aktiven Komponenten in der pharmazeutischen Verwendung erfolgt der Einsatz in der Naturheilkunde in Form von ganzen Pflanzen oder dem Auszug von Rohextrakten. Man geht davon aus, dass die pflanzlichen Bestandteile in dieser Form anders wirken können als in der isolierten Form.

In der Literatur werden diverse pflanzliche Substanzen diskutiert, die sich positiv bei der Behandlung von Morbus Crohn auswirken. Zu den bekanntesten gehören u. a. Flohsamen, Weihrauch, Myrrhe, Blutwurz, Ingwer und Curcuma. Lesen Sie hierzu das Kapitel ‚Orthomolekulare Medizin'.

Traditionelle Chinesische Medizin (TCM)

Irrtümlicherweise gehen viele Menschen davon aus, dass die Traditionelle Chinesische Medizin (TCM) lediglich aus der Akupunktur besteht. Darüber hinaus gibt es aber auch noch die Akupressur, die Moxibustion und die Kräutertherapie.

Bei der Behandlung von Morbus Crohn bewirken diese therapeutischen Verfahren der Traditionellen Chinesischen Medizin (TCM) oft erstaunliche Erfolge.

Da insbesondere die chinesische Kräutertherapie sehr komplex ist und eines umfangreichen Erfahrungsschatzes bedarf, sollte man sich an einen auf dieses Thema spezialisierten Therapeuten wenden.

Akupunktur

Die Akupunktur ist ein Therapieverfahren, das seit über 2.000 Jahren in der traditionellen chinesischen Medizin angewandt wird. Mittlerweile schätzen auch viele naturheilkundlich orientierte Therapeuten die Akupunktur bei einer Vielzahl von Erkrankungen.

Die Akupunktur geht davon aus, dass Meridiane die Kanäle im Körper sind, durch die die Lebensenergie Qi fließt. Jeder Meridian ist mit einer Organgruppe oder einem einzelnen Organ verbunden, sodass über die Stimulierung des Meridians die verschiedenen Körperregionen erreicht werden können. Über die verschiedenen Meridiane wird das Qi-Übermaß oder der Qi-Mangel reguliert.

Die Akupunktur ist eine Reiz- bzw. Regulationstherapie, die anhand von 15 bis 20 Akupunkturnadeln durchgeführt wird. Es sollten immer so wenige Nadeln wie möglich gesetzt werden, aber in Einzelfällen kann eine höhere Anzahl erforderlich sein. Die Nadeln werden je nach Beschwerdebild an den entsprechenden Meridianen leicht in die Haut gepiekst. Somit werden die jeweiligen Organe in ihrer Aktivität angeregt und die Selbstheilungskräfte aktiviert.

Eine Akupunkturtherapie besteht insgesamt aus 10 bis 15 Sitzungen. Jede Anwendung dauert etwa 30 Minuten und wird meistens in bequemer Liegeposition durchgeführt. Bei der Ohrakupunktur findet die Anwendung im Sitzen statt, indem nur Akupunkturpunkte am Ohr behandelt werden. Diese Art der Akupunktur wurde von dem französischen Arzt Dr. Nogier entwickelt, als er feststellte, dass sich in den Ohren Reflexzonen befinden, die den gesamten Körper erreichen.

Einige Therapeuten ergänzen die Akupunktur mit der Moxibustion. Hierbei handelt es sich um eine Technik, bei der das Kraut Beifuß über bestimmte Akupunkturpunkte verbrannt wird und die Wirksamkeit der Nadeln auf diese Weise tiefer in den Körper gelangen kann.

Die moderne Medizin hat die klassische Akupunktur in einigen Punkten weiterentwickelt. So werden anhand von Laser- oder Elektroakpunkturanwendungen die Meridiane nicht durch Nadeln aktiviert, sondern durch Elektro- bzw. Laserenergie.

Akupressur

Die Akupressur ist ebenfalls eine Heilmethode der Traditionellen Chinesischen Medizin (TCM). Sie geht wie die Akupunktur davon aus, dass Krankheiten dann entstehen, wenn der Energiefluss des Körpers durch Blockaden gestört ist.

Anstatt mit Akupunkturnadeln werden die Meridiane durch eine punktuelle Druckmassage der Fingerkuppen aktiviert.

Da die Akupressur also ohne Geräte oder andere Hilfsmittel angewendet werden kann, ist sie in einigen Fällen eine ideale Methode für eine Selbstanwendung, indem mit kreisenden Bewegungen der jeweilige Punkt kräftig gedrückt wird.

Mit dieser einfachen Methode kann man auch bei plötzlich auftretenden Beschwerden sofort für eine Linderung sorgen. Voraussetzung ist, dass man die jeweils wichtigen Akupressurpunkte kennt. Ist man beispielsweise von plötzlicher Müdigkeit betroffen, kann es hilfreich sein, beide Ohrläppchen mit den Daumen und Zeigefingern zu massieren und anschließend einige Male an den Ohrläppchen zu ziehen.

Da es über 400 Akupressur- bzw. Akupunkturpunkte gibt, ist es unerlässlich, sich anhand entsprechender Literatur zu informieren. Trotz der Möglichkeit, Akupressur in Eigenregie anzuwenden, sollten Sie immer Rücksprache mit Ihrem Arzt halten. In den vergangenen Jahren wurde die Akupressur in einigen Punkten verändert oder vereinfacht. So haben die inzwischen bekannten Methoden Klopf-Akupressur und Thought Field Therapy ihre Basis in der klassischen Akupressur.

Anthroposophische Medizin

Mitunter zeigen Therapieansätze auf anthroposophischer Grundlage bei Morbus Crohn gute Erfolge.

Der Begründer der Anthroposophischen Heilkunde Rudolf Steiner verstand seine Ausrichtung als eine Erweiterung der konventionellen Medizin.

Bei der Anthroposophischen Medizin steht die Aktivierung der Selbstheilungskräfte des Organismus im Mittelpunkt. Ziel ist es, diese zu aktivieren und zu unterstützen, indem Körper, Geist und Seele gleichermaßen in das Behandlungskonzept einbezogen werden, um eine Harmonisierung des Organismus zu erreichen. Krankheiten werden hier als eine Äußerung der Seele und des Geistes gesehen.

Wichtige Bestandteile der Anthroposophischen Medizin sind physikalische und künstlerische Therapien. Auch die Gesprächstherapie, Heileurythmie und rhythmische Massagen werden angewendet. Es gibt eigens hergestellte anthroposophische Arzneimittel, von denen viele auf homöopathischer Basis verabreicht werden. Zu den häufigsten verwendeten Präparaten gehören Kamille, Arsenicum, Arnika, Quarz, Argentum und Calendula. Sie wirken entzündungshemmend und wirken sich stärkend auf den Stoffwechsel aus.

Die Anthroposophische Medizin baut ihre Theorie auf der Lehre von den vier Ebenen der Wirklichkeit auf. Diese vier Ebenen sind der physische, der ätherische und der astralische Leib, sowie das Ich.

Eine Krankheit entwickelt sich nach Ansicht der Anthroposophischen Medizin aus einer gestörten Wechselwirkung dieser vier Ebenen untereinander. Eine Therapie auf anthroposophischer Grundlage zielt also immer darauf ab, die gesunde Wechselwirkung der vier Ebenen wieder herzustellen. Dies geschieht sowohl durch homöopathische Arzneimittel, als auch mit Hilfe von nicht auf Medikamenten basierenden Therapien, wie der Heil-Eurythmie, den rhyth-mischen Massagen oder der anthroposophischen Kunsttherapie.

Die auf der Basis der Anthroposophischen Medizin hergestellten Medikamente sollen dementsprechend nicht nur auf der physischen Ebene ihre Wirksamkeit entfalten, sondern auch in den geistigen und seelischen Bereichen.

Eine der bekanntesten und am häufigsten eingesetzten Therapien, die auf der Basis der anthroposophischen Lehre Rudolf Steiners beruht, ist zweifelsohne die Misteltherapie. Diese findet in erster Linie bei Krebserkrankungen Anwendung, doch wird sie inzwischen auch bei diversen anderen Erkrankungen eingesetzt. Als Indikationen gelten hier beispielsweise Arthrosen und verschiedene Autoimmunerkrankungen, zu denen ja auch Morbus Crohn gezählt wird. Im Vergleich zur Tumortherapie ist die Dosierung bei Morbus Crohn wesentlich geringer.

Die Wirksamkeit der Mistel wird auf ihre immunmodulierenden Eigenschaften zurückgeführt. Die Verabreichung von Mistelextrakten erfolgt häufig als Injektion. Bisherige Erfahrungen zeigen, dass es bei einer erfolgreichen Misteltherapie seltener zu Rückfällen kommt als bei Behandlungen mit Cortison.

Ordnungstherapie

Bei der Ordnungstherapie geht es darum, stressreduzierende Aspekte in den Alltag einzubeziehen, um eine neue Lebensordnung herzustellen.

Die Ordnungstherapie ist keine Errungenschaft unserer Zeit, aber dennoch ist sie heute zweifelsohne von einer so hohen Bedeutung, dass sie in immer mehr Therapiekonzepte integriert wird. Hintergrund ist die heutige extreme Reizüberflutung, der jeder Mensch ausgesetzt ist. Stress findet an allen Fronten statt, nicht nur am Arbeitsplatz, in der Schule und zu Hause, sondern auch in vielen Bereichen der Freizeitaktivitäten.

Um wieder seine eigene Mitte zu finden und einen geordneten Schlaf-Wachrhythmus zu erreichen, werden die Patienten angehalten, wieder auf ihre innere Uhr zu hören. Neben einer ausgewogenen maßvollen Ernährung sollen auch der Aufenthalt und die Bewegung an der frischen Luft gefördert werden. Oberstes Ziel ist es, durch eine regelmäßige Abwechslung von Aktivitäten und Ruhephasen einen geordneten Lebensrhythmus zu erreichen, der an den Organismus angepasst ist.

Orthomolekulare Medizin

Die Orthomolekulare Medizin ist ein Therapiezweig, der seit den 80-er Jahren in Deutschland existiert. Und noch immer gibt es viele Therapeuten und Patienten, die diesen Begriff noch nie gehört haben, oder die den Wert dieser vielversprechenden Therapiemöglichkeiten noch nicht umfänglich zu schätzen wissen.

Viele Fachleute hingegen bewerten die orthomolekulare Medizin als eine der Therapien mit großer Zukunft und neuen Chancen gegen die meisten Zivilisationskrankheiten. Der Begriff ‚orthomolekular' bedeutet im übertragenen Sinn ‚die richtigen Nährstoffe, (orthos = richtig, molecula = Baustein von Substanzen).

Als der bekannteste Orthomolekular-Mediziner gilt der amerikanische zweifache Nobelpreisträger Prof. Linus Pauling. Als Biochemiker erklärte er vor fast 30 Jahren den Begriff der Orthomolekularen Medizin wie folgt: ‚Orthomolekulare Medizin ist die Erhaltung guter Gesundheit und Behandlung von Krankheiten durch Veränderung von Substanzen im menschlichen Körper, die normalerweise vorhanden und für die Gesundheit erforderlich sind: (Zeitschrift Science, 1986).

Er sorgte bereits in den 1970-er Jahren für großes Aufsehen, als er seine Entdeckungen von hochdosiertem Vitamin C bei Krebserkrankungen und Virusinfektionen machte.

Seit vielen Jahren wird heiß und innig darüber diskutiert, inwieweit es erforderlich ist, für die Gesunderhaltung oder zur Behandlung von Krankheiten eine optimale Nährstoffversorgung zu erreichen. Diese Diskussionen keimen seit Jahren immer wieder auf. Dennoch gibt es mittlerweile langjährige Erfahrungen, die die Effektivität vom Einsatz der Vitalstoffe belegen.

Vermutungen für die immer wiederkehrenden negativen Medienberichte über orthomolekulare Behandlungen gehen in die Richtung, dass die Pharmaindustrie möglicherweise auf Grund der Nichtpatentierbarkeit von Vitalstoffen kein Interesse an einer aufschlussreichen Aufklärungsarbeit haben könnte.

Wie dem auch sei, um gesund zu bleiben oder zu werden, benötigt der Organismus Nährstoffe wie Vitamine, Mineralstoffe, Spurenelemente, Aminosäuren und sekundäre Pflanzenschutzstoffe. Sie sind unentbehrliche Substanzen für einen gesunden Stoffwechsel und die Basis, damit der Organismus seine vielfältigen und komplexen Aufgaben bewältigen kann. So wie das Auto Benzin zum Fahren benötigt, so fungieren die Nährstoffe als ‚Zündstoffe' für das menschliche Leben.

Bis auf wenige Ausnahmen kann der Körper die lebensnotwendigen Nährstoffe nicht selbst herstellen und ist auf die Zufuhr von außen angewiesen, um gesund zu bleiben oder zu werden.

Stehen dem Körper diese Stoffe nicht in ausreichender Menge zur Verfügung, entwickeln sich Mangelerscheinungen, die sich zu ernsthaften Erkrankungen manifestieren können. Was zunächst mit körperlichem unspezifischem Leistungsabfall beginnt, setzt sich mit vorzeitigem Altern und diversen Stoffwechselstörungen fort.

Die orthomolekulare Medizin bietet gute Chancen, bereits im Vorfeld die Gesundheit zu erhalten und diverse degenerative Erkrankungen erst gar nicht auftreten zu lassen.

Immer mehr Therapeuten nutzen die gesundheitsfördernden Eigenschaften der Nährstoffe und setzen Vitalstoffpräparate als Ergänzung in ihre Behandlungskonzepte ein. In den USA, dem Vorreiterland der orthomolekularen Medizin, geschieht dies bereits seit 1987. Dort ist die orthomolekulare Medizin ein offiziell anerkanntes Therapieverfahren, welches auch von vielen Schulmedizinern angewendet wird.

Es gibt über 40 Mikronährstoffe, die als besonders wichtig gelten, um die Gesundheit zu erhalten oder wiederzuerlangen. Von diesen Nährstoffen müssen aber nicht immer alle zugeführt werden.

Da die Vorgänge im Körper sehr komplex sind, wenden die Therapeuten häufig Kombinationen aus mehreren Mikronährstoffen an, aber in vielen Fällen ist auch die Verabreichung von Einzelsubstanzen angezeigt.

Warum Orthomolekulare Medizin bei Morbus Crohn?

Auf Grund mehrerer Faktoren kommt es beim Morbus Crohn zu einer Mangelversorgung mit Mineralstoffen und Vitaminen. Diesen Mangelzustand gilt es, auszugleichen, um weiterreichende Folgen zu vermeiden oder zu beseitigen.

Neben der Einnahme von Calcium und Vitamin D kommt es häufig zur Verabreichung von Eisen. Auch Präparate, die zur Heilung der Darmschleimhaut beitragen, sind äußerst sinnvoll. Neben Vitamin A und Glutamin kommt häufig Zink zum Einsatz. Darüber hinaus ist bei vielen Betroffenen die Einnahme von Vitamin B-Komplexen und Omega-3-Fettsäuren sinnvoll.

Da bei den meisten Morbus Crohn-Patienten ein sehr umfassender Nährstoffmangel besteht, ist die Einnahme von Nahrungsergänzungsmitteln eigentlich immer erforderlich.

Wenn der Darm durch die Erkrankung jedoch schwer geschädigt ist, kann er diese Nährstoffe nicht unbedingt aufnehmen. In diesen Fällen ist es angezeigt, die jeweiligen Vitamine und Mineralstoffe zu spritzen oder als Infusion zu verabreichen.

Zu den wichtigsten Nahrungsergänzungsmittel zählen die Folgenden:

Boswellia (Weihrauch)

Weihrauch wurde bereits vor über 3.000 Jahren für Heilzwecke eingesetzt, wie überlieferte Texte aus dem Niltal belegen. Wie man weiß, benutzten die Ägypter den Weihrauch für Wundbehandlungen und zur Herstellung von Salben.

Genauso lange kennt man den Weihrauch als Heilmittel auch im Ayurveda, der traditionellen indischen Naturheilkunde Und auch Hippokrates schätzte das damals sehr teure Heilmittel für unterschiedliche gesundheitliche Zwecke. Man wusste seinerzeit zwar noch nicht, warum der Weihrauch wirkte, man wusste lediglich, dass er wirkte. Auch im Mittelalter wurde er intensiv bei Krankheiten der Atemwege, des Verdauungstraktes und zur Wundreinigung eingesetzt.

Das Weihrauchharz wird vom Weihrauchbaum gewonnen. Diese Bäume wachsen in trockenen Regionen um das Horn von Afrika, in Indien und in Arabien.

Heute weiß man, dass Weihrauch die wertvolle Boswelliasäure (Acetyl-11-keto-b-Boswellia-Säure) enthält. Hierbei handelt es sich um einen entzündungshemmenden Wirkstoff, der außerdem die Stoffwechselprozesse des Darms und der Gelenke unterstützt.

Und auf Grund dieser Eigenschaften eignet es sich so hervorragend bei der Behandlung der Morbus Crohn und weiteren entzündungsbedingten Erkrankungen wie unter anderem Rheuma, Polyarthritis und Colitis ulcerosa.

Curcuma

Sie kennen Curcuma viel besser, als es Ihnen wahrscheinlich bisher bewusst ist. Denn Curcuma ist Ihnen mit ziemlicher Sicherheit schon oft als Gewürz begegnet, ohne dass Sie dies jedoch mit Curcuma in Verbindung gebracht haben. Wenn Sie beispielsweise Curry gegessen haben, dann haben Sie nämlich zwangsläufig auch Curcuma verzehrt.

Ja, Curcuma ist ein Bestandteil der indischen Gewürzmischung Curry. Und auch in anderen Gewürzen und Saucen, wie in der Worcestersauce, ist Curcuma enthalten.

So kennen insbesondere Liebhaber indischen Essens Curcuma als Bestandteil diverser indischer Gewürzmischungen. Dabei verleiht Curcuma dem Essen nicht nur einen ausgezeichneten eigenen scharfen Geschmack, sondern auch eine angenehme gelbe Farbe, so wie das typische Gelb des Currys.

Die Einsatzmöglichkeiten für Curcuma sind äußerst vielfältig. So wird Curcuma neben kulinarischen Zwecken und Stoffeinfärbungen zur Unterstützung der Gesundheit verwendet. Während dies in der indischen und chinesischen Medizin bereits seit mehreren Jahrtausenden geschieht, erhält Curcuma in westlichen Ländern erst seit wenigen Jahren wieder mehr Beachtung, wenn es um gesundheitliche Verwendungszwecke geht. Und diese gesundheitsfördernden Einsatzmöglichkeiten im Bereich der Naturheilkunde sind sehr umfangreich.

Curcuma wird immer häufiger von naturheilkundlich arbeitenden Therapeuten als Behandlungsbestandteil eingesetzt und oftmals auch als Ergänzung zu schulmedizinischen Therapien empfohlen. Mittlerweile gibt es eine große Anzahl internationaler Studien, die die medizinische Wirkung von Curcuma belegen.

Heutzutage ist die antioxidative Wirkung von Curcuma besonders interessant. Da diese in einem erstaunlich hohen Maße vorhanden ist, ist Curcuma in der Lage, bei degenerativen Krankheiten und chronischen Entzündungen zu helfen und davor zu schützen.

Gegenwärtig ist Curcuma international als Heilpflanze bei Verdauungsbeschwerden (lt. Deutsche Arzneimittelvorschrift) und bei Rheuma (lt. Weltgesundheitsorganisation WHO) anerkannt. In der traditionellen indischen und chinesischen Medizin finden sich jedoch noch weitere Anwendungsbereiche und Indikationen.

In verschiedensten pharmakologischen Tests hat sich der hauptsächliche Wirkungsbestandteil von Curcuma, das Cucurmin, immer wieder als sehr vielversprechend gezeigt. So wirkt es in hohem Maße galletreibend, entzündungshemmend, antioxidativ, antimikrobiell, antimutagen und krebshemmend. Damit gilt es zur Vorbeugung und Behandlung von bestimmten Zivilisationskrankheiten als ein zukunftsweisender Wirkstoff.

Bei nahezu allen Beschwerden, die den Verdauungstrakt betreffen, ist Curcuma ein ausgezeichnetes Mittel. Chronische Verstopfung wird ebenso bekämpft wie andere Verdauungsbeschwerden, sowie auch Leber- und Gallenstörungen. Bei entzündlichen Gallenerkrankungen und Gallensteinen ist Curcuma allerdings mit Vorsicht zu genießen.

Glutamin

Glutamin ist eine nicht-essentielle Aminosäure, die zahlreiche wichtige Funktionen für den Organismus übernimmt und an vielen Stoffwechselprozessen beteiligt ist. So ist Glutamin nicht nur der wichtigste Stickstoffträger des Körpers, sondern auch eine wichtige Energiequelle für eine große Anzahl von Zellen.

Der Körper produziert das Glutamin selbst, indem es aus Glutaminsäure und Ammoniak synthetisiert wird. Darüber hinaus kann man es auch durch den Konsum von bestimmten Nahrungsmitteln zu sich nehmen. Hierzu zählen Fleisch, Bohnen und Milchprodukte.

In den USA wird Glutamin bisweilen viel häufiger für therapeutische Zwecke eingesetzt als es in Deutschland der Fall ist. So gilt es dort als das Mittel der ersten Wahl, wenn es um das Leaky Gut Syndrom geht. Denn Glutamin ist als das bestimmende Energiesubstrat für den Darm in der Lage, die Darmschleimhaut zu regenerieren. Der Dünndarm ist das am intensivsten glutaminverbrauchende Organ. Die Regeneration der Darmschleimhaut ist beeinträchtigt, wenn Glutamin nicht in ausreichender Menge vorhanden ist.

Eine übermäßige Einnahme von Glutamin ist mit einigen Risiken verbunden. So kann eine zu hoch dosierte Menge zu einer Lebervergiftung führen oder das Gleichgewicht und die Funktion der anderen Aminosäuren beeinträchtigen. Mögliche Wechselwirkungen mit anderen Nahrungsergänzungsmitteln und Medikamenten sollten von Ihrem Arzt im Vorfeld abgeklärt werden. Personen mit Nierenproblemen sollten auf die Glutamineinnahme grundsätzlich verzichten. Auch wer von Krampfanfällen oder Diabetes betroffen ist, sollte von einer Einnahme absehen.

Omega-3-Fettsäuren

Omega-3-Fettsäuren wirken immunregulierend und entzündungshemmend. Somit lassen sich hiermit entzündete Abschnitte der Darmschleimhaut erfolgreich behandeln. Angeboten werden diese orthomolekularen Präparate in Form von Fischölkapseln. Alternativ sind auch ungesättigte Fettsäuren in Form von Leinöl, Rapsöl und Arganöl möglich.

Teufelskralle

Die Teufelskralle wird auch als Trampelklette bezeichnet und gehört zu den Sesamgewächsen. Sie ist in Südafrika und Namibia beheimatet und dort schon lange als Heilpflanze bekannt. Teufelskralle wird bei Leber-, Gallen- und

Darmbeschwerden erfolgreich eingesetzt. Zunehmend wird sie auch bei einer gestörten Darmschleimhaut verwendet.

Als Inhaltsstoffe wirken unter anderem Iridoidglykoside, ungesättigte Fettsäuren und ein Phytosteringemisch.

Vitamin A

Vitamin A ist ein lebenswichtiges Vitamin für gesunde Augen, die Haut und Schleimhäute einschließlich der Darmschleimhaut. Darüber hinaus kann es sehr hilfreich sein, Entzündungen im Darm zu beseitigen und die Abwehrfunktion der Darmschleimhaut zu unterstützen. Die empfohlene Tagesdosis sollte individuell festgelegt werden. In zu hohen Dosierungen hat Vitamin A einen toxischen Effekt.

Zink

Zum Aufbau und zur Stabilisierung von Schleimhäuten ist Zink einer der wichtigsten Mikronährstoffe. Therapeutische Empfehlungen gehen von 30 bis 60 mg pro Tag aus, um die Darmschleimhaut erfolgreich zu sanieren.

Der Säure-Basenhaushalt als Basis für die Gesundheit

Geht es nach ganzheitlich orientierten Therapeuten, so kann ein ausgeglichener Säure-Basenhaushalt zu einem positiven Krankheitsverlauf verhelfen, denn im Umkehrschluss führt ein übersäuertes Milieu zu einer Verstärkung des Morbus Crohns.

Die lebenswichtige Bedeutung von einem ausgewogenen Säure-Basenverhältnis wird spätestens dann deutlich, wenn man sich vergegenwärtigt, dass im Körper fast sämtliche Stoffwechselprozesse in einem neutralen bis basischen Bereich stattfinden.

Die Stoffwechselprozesse werden nämlich von Enzymen gesteuert, die extrem von einem basischen Milieu abhängig sind. Können jedoch die Enzyme auf Grund eines sauren Milieus ihre Funktionen nicht voll entfalten, so kann die Nahrung nicht verwertet werden, was zu einer fehlenden Bereitstellung von Energie führt. Aber auch Verdauungsstörungen wie Durchfall, Bauchschmerzen und Blähungen können auf Grund der fehlenden Enzyme entstehen.

Ursprünglich enthalten säurefördernde Nahrungsmittel nicht unbedingt Säuren, aber während des Verdauungsprozesses entstehen hier raus saure Substanzen. Das bedeutet, dass von Natur aus basische Produkte sauer verstoffwechselt werden können. Saure und basische Nahrungsmittel erkennt man nicht am Geschmack, also ob sie sauer schmecken oder nicht. Entscheidend ist vielmehr, ob sie im Körper säurebildend oder basenbildend reagieren.

Zu den sauren Lebensmitteln zählen alle tierischen Lebensmittel einschließlich Fisch, Geflügel und Wild, sowie Kaffee, Milcherzeugnisse einschließlich Käse, schwarzer Tee, Alkohol, Zucker, Kuchen, die meisten Getreidesorten und kohlensäureversetzte Getränke. Basenbildende Produkte hingegen bestehen hauptsächlich aus Obst und Gemüse, wobei Kartoffeln, Brokkoli, Zucchini, Blumenkohl, Karotten, Quinoa, Hirse und frische Kräuter die Grundlage bilden.

Um für einen ausgeglichenen Säure-Basenhaushalt zu sorgen, kann man die naturbelassene Ernährung durch bestimmte mineralstoffhaltige Nahrungsergänzungsmittel hervorragend unterstützen.

Dass der Ausgleich des Säure-Basenhaushaltes die wichtigste Säule und Grundregulation für unsere Gesundheit darstellt, haben vor vielen Jahrzehnten bereits verschiedene führende Ernährungswissenschaftler festgestellt wie z. B. Dr. Maximilian Bircher-Brenner, F.X. Mayr und Friedrich Sander. Sie weisen in ihren Ernährungskonzepten immer ganz entschieden auf die Wichtigkeit des Säure-Basenhaushaltes als Fundament unserer Gesundheit hin.

Da der Körper für seinen Stoffwechsel auch Säuren benötigt, wäre es allerdings nicht zu empfehlen, seine Nahrung ausschließlich auf basenbildende Produkte aufzubauen. Das optimale Verhältnis für ein ausgewogenes Gleichgewicht liegt bei 80 Prozent Basenprodukten und 20 Prozent Säureprodukten. Mit dieser gesunden Ernährung schenkt man seinem Körper die sinnvollste Grundlage, um gesundheitlich vorzubeugen.

Eine Übersäuerung (Azidose) äußert sich nicht immer erst in chronischen Erkrankungen, sondern macht durchaus auch schon vorher auf sich aufmerksam, wie zum Beispiel durch immer wiederkehrende Infekte wie Lippenherpes, Ekzeme, Entzündungen, Gelenkbeschwerden, Müdigkeit, häufige Neuralgien, Sodbrennen, brüchige Haare und Nägel.

Immer häufiger ist zu beobachten, dass Therapien nicht zu dem erhofften Segen führen, den man sich von seinem schulmedizinisch oder naturheilkundlich ausgerichteten Arzt oder Heilpraktiker versprochen hat. Bezeichnend ist es dann, wenn all diese Beschwerden mit alternativen und konventionellen Methoden erst in dem Moment zu einer durchgreifenden und anhaltenden Verbesserung führen, wenn ein ausgeglichener Säure-Basenhaushalt geschaffen wird.

Das schulmedizinische Studium kennt diese Form der Übersäuerung leider nicht. Hier ist nur die Blutazidose bekannt, die aber nichts mit der latenten Azidose gemeinsam hat. Da die Naturheilkunde Krankheiten nach ihrem Ursachenprinzip betrachtet und nicht den Anspruch erweckt, nur die Symptome zu beseitigen, gehen immer mehr naturheilkundlich orientiere Therapeuten dazu über, die Entsäuerung als Basis jeder erfolgreichen Therapie in Behandlungen einzubeziehen.

Neben den diversen äußeren Einflüssen, mit denen der Körper mit Säuren überfrachtet wird, bildet der Körper auch selbst ständig Säuren. Bei der Zellatmung entsteht Kohlensäure, weitere Säuren sind Aminosäuren, Fettsäuren und Ketonsäuren. Und auch Blähungen und Verdauungsstörungen wie sie bei Morbus Crohn häufig vorkommen, produzieren schädliche Säuren, die den Körper zusätzlich belasten.

Gerade bei Personen, die schon mehrere Therapien erfolglos ausprobiert haben, die in einer therapeutischen Sackgasse angekommen sind oder sogar noch weitere Symptome hinzubekommen haben, sollten unbedingt auf eine latente oder gar chronische Übersäuerung hin untersucht werden.

Die Bedeutung dieses Aspektes kann gar nicht groß genug herausgestellt werden. Der Säure-Basenhaushalt bestimmt nämlich maßgeblich die körperchemischen Grundregulationen und Stoffwechselvorgänge. Und erst wenn ein bestimmter pH-Wert vorhanden ist, können alle biologischen Abläufe reibungslos funktionieren.

Spätestens wenn Sie als therapieresistent eingeordnet werden, kann eine Ernährungsumstellung in Verbindung mit einer Entsäuerung segensreiche Wunder bewirken. Erfahrungen zeigen immer wieder, dass man auf dieser Basis erfolgreich weitere Therapien aufbauen kann, und homöopathische Anwendungen, Akupunktur, phytotherapeutische Maßnahmen und diverse andere Behandlungen nach einer Entsäuerung vom Körper wesentlich besser angenommen werden als im Zustand der Übersäuerung.

Besonders bei chronischen Erkrankungen wie Morbus Crohn, Allergien, Rheuma, Tinnitus, Gelenkschmerzen, Krebs, Arthrose, Migräne, wiederkehrenden Bandscheibenvorfällen, grauem Star – also im Prinzip allen heutigen Zivilisationserkrankungen – ist es sehr zu empfehlen, den Körper nicht nur mit basenbildenden Nahrungsmitteln zu versorgen, sondern die angesammelten Säuren in Form von Schlacken aus dem Körper auszuleiten.

Um die angesammelten Säuren aus dem Körper auszuschleusen, eignen sich insbesondere Entsäuerungsbäder als Vollbad oder Fußbad. Aber auch in einer Basenlauge getränkte Körperwickel und Strümpfe, die mitunter über Nacht getragen werden, wirken sehr effizient. Eine ganz hervorragende Unterstützung der Entsäuerung erreicht man schließlich durch regelmäßiges

Saunieren in einer klassischen Sauna oder durch das Besuchen einer Infrarotkabine.

Auch in der Natur macht man sich übrigens die Fähigkeit von Mineralstoffen zunutze, denn um das Säure-Basenverhältnis von übersäuerten Böden wieder herzustellen, wird basischer Kalk eingesetzt. Manch gepflegter Rasen erfährt auf diese Weise eine bessere gesundheitliche Versorgung als der eigene Körper. Das ist ähnlich wie mit dem Auto: Es bekommt oft mehr Pflege und Zuwendung als man selbst. Denken Sie einfach mal darüber nach.

Weitere Informationen zum Säure-Basen-Haushalt erhalten Sie in dem ebook ‚Trink Dich jung', erhältlich bei www.gesundheits-ebooks.de.

Morbus Crohn und Nahrungsmittelintoleranzen

Ein vielfach unterschätztes Thema im Zusammenhang mit Morbus Crohn ist der Bereich der Allergien. Dabei spielen die klassischen Allergien, die der Allergologe meint, nur eine vergleichsweise untergeordnete Rolle. Wesentlich häufiger führen sogenannte maskierte Allergien oder auch als Nahrungsmittelintoleranzen bezeichnete Reaktionen auf bestimme Lebensmittel zu zahlreichen Symptomen.

Viele der Morbus Crohn-Patienten müssen auf Grund ihrer Erkrankung erhebliche Veränderungen ihrer Ernährungsgewohnheiten in Kauf nehmen, um ihre Symptome zu lindern. Denn sie stellen im Laufe ihrer Erkrankung meistens durch eigenes Beobachten fest, dass ihnen bestimmte Nahrungs-mittel Probleme bereiten.

Leider wird ihnen von ihren Therapeuten häufig nicht vermittelt, dass es sich hierbei um Nahrungsmittelintoleranzen handeln könnte. Denn dieses ist ein Thema, das erst ganz langsam in den niedergelassenen Praxen Berücksichtigung findet. Dabei könnten gerade die Abklärung eventuell vorliegender Nahrungsmittelintoleranzen und das anschließende Meiden der unverträglichen Lebensmittel häufig zu einer deutlichen Symptomverbesserung führen.

So wie die allgemeinen Symptome auf Grund des Morbus Crohns unterschiedlich ausgeprägt auftreten, so machen sich auch die Nahrungsmittelunverträglichkeiten bei jedem Betroffenen anders bemerkbar. Diese äußern sich durch Beschwerden wie Juckreiz, Schweißausbrüche, Blähungen, Koliken, Ekzeme, Atemnot und diverse andere und treten meist zeitlich verzögert nach dem Verzehr von bestimmten Lebensmitteln auf. Viele dieser Beschwerden können auch durch Morbus Crohn auftreten, sodass es teilweise schwierig ist festzustellen, ob sie nun vom Morbus Crohn herrühren oder durch unverträgliche Nahrungsmittel ausgelöst werden.

Was sind Nahrungsmittelintoleranzen?

Sie sind sehr oft die Ursache für ungeklärte, langjährige Gesundheitsstörungen. Experten gehen mittlerweile davon aus, dass mindestens 40 % der Bevölkerung von Nahrungsmittelintoleranzen betroffen sind. (Quelle: British Allergy Foundation). In den USA wird die Diagnostik von Nahrungsmittelallergien und – intoleranzen bereits seit den 60-er Jahren intensiv betrieben. Dort geht man auf Grund der langjährigen Erfahrungen davon aus, dass sogar 50 % der Bevölkerung mit Intoleranzen und Allergien auf Lebensmittel reagieren.

In Deutschland wissen nur die wenigsten Betroffenen von ihren Nahrungsmittelintoleranzen und leiden oft viele Jahre lang unter unerklärlichen Beschwerden, für die keine Ursache zu finden ist. Jahrelange Ärzteodysseen sind dabei keine Seltenheit. So hat die bekannte Ernährungsberaterin Liz Tucker in ihrem Buch ‚Wenn du ja sagen willst, aber dein Körper nein sagt', festgestellt, dass einer der relevantesten Hinweise auf eine Nahrungsmittelintoleranz ein chronischer Zustand sein kann, der behandlungsresistent zu sein scheint.

Gerade der nicht mehr übersehbare Anstieg der chronischen Erkrankungen bedarf mehr Ursachen- als Symptomforschung. Für Morbus Crohn gilt dies in ganz besonderem Maße. Meistens werden die Symptome mit verschiedensten Mitteln gelindert, aber meist nur für eine gewisse Zeitdauer, und fast nie gehen sie ganz. Anstatt die Ursache für die Beschwerden zu suchen, wird an den Symptomen herumlaboriert. Dabei könnten gerade Untersuchungen auf Nahrungsmittelintoleranzen bei vielen Betroffenen eine deutliche Steigerung der Lebensqualität bedeuten.

Nahrungsmittelintoleranzen stehen im Verdacht, über 100 Symptome auslösen zu können. Diese betreffen jeden Bereich des Körpers und verursachen ganz unterschiedliche Beschwerden wie beispielsweise Blasenentzündung, Endometriose, Darmkoliken, chronische oder bleierne Müdigkeit oder Depressionen. Die Symptome treten zeitverzögerter auf als bei klassischen Allergien, bei denen sich nämlich Sofortreaktionen zeigen.

Man unterscheidet zwischen Pseudoallergien und enzymbedingten Nahrungsmittelintoleranzen (Enzymopathien). Häufig werden diese Begriffe nicht deutlich abgegrenzt, sodass die enzymbedingten Intoleranzen oft zwar als Pseudoallergien bezeichnet werden, aber eigentlich zu den Enzymopathien gehören.

Die enzymbedingten Intoleranzen kommen am häufigsten vor. Zu ihnen zählen die Laktose-, Fructose-, Histamin-, Saccharose-, Sorbit-, und Galactose-Intoleranz. Ursache dieser Intoleranzen ist ein Enzymmangel oder Enzymdefekt. Durch das Fehlen der jeweiligen Enzyme ist es für die Betroffenen nicht möglich, bestimmte Nahrungsbestandteile zu verdauen.

Schätzungen gehen davon aus, dass etwa zwei Prozent der Bevölkerung eine Histaminintoleranz haben, fünfzehn Prozent leiden an einer Laktoseintoleranz und zwanzig bis dreißig Prozent an einer Fructoseintoleranz.

Wenn man von diesen Zahlen ausgeht, scheinen Nahrungsmittelintoleranzen zu den Volkskrankheiten zu gehören, die auf dem Vormarsch sind. Und sie stehen häufig in einem Zusammenhang mit chronisch entzündlichen Darmerkrankungen. Dabei vermuten Fachleute, dass die Dunkelziffer derzeit noch sehr hoch ist, weil bei vielen Betroffenen die Intoleranz aus Unwissenheit nicht untersucht wird. Das heißt nicht, dass es den betroffenen Personen gut geht, und sie sich gesund fühlen. Es bedeutet vielmehr, dass sie sich oft sehr quälen, sie in ihrer Lebensqualität deutlich eingeschränkt sind, und sie in ihrer Verzweiflung von einem Therapeuten zum nächsten fahren. Doch auf Grund der großen Unkenntnis bleiben die Intoleranzen oftmals unentdeckt.

Die klinischen Symptome von Nahrungsmittelintoleranzen sind häufig den Nahrungsmittelallergien zum Verwechseln ähnlich, sodass es anfangs sehr aufwändig ist, herauszufinden, welche der beiden Erkrankungen tatsächlich vorliegt. Die Symptome äußern sich in beiden Fällen mit identischen Beschwerden wie Verdauungsproblemen, Kopfschmerzen, Müdigkeit, Atembeschwerden, Hautausschlägen und vielen mehr. Und da viele dieser Beschwerden auch in Verbindung mit Morbus Crohn auftreten, wird keine weitere Ursachenforschung hinsichtlich unverträglicher Nahrungsmittel unternommen.

Die Diagnose von Allergien ist wesentlich einfacher zu stellen als die von Unverträglichkeiten, denn bei Nahrungsmittelallergien liegt ein immunologischer Mechanismus zugrunde. Der Organismus bildet Antikörper gegen die allergieauslösenden Stoffe, und es findet eine Sensibilisierung statt. Dies ist anhand von IgE-Test ganz einfach festzustellen.

Bei Intoleranzen hingegen ist dies nicht der Fall, aber es werden ohne Beteiligung der Antikörper ebenfalls Botenstoffe freigesetzt. Und diese verursachen schließlich die gleichen Beschwerden wie die Antikörper bei klassischen Allergien. Nahrungsmittelintoleranzen werden auch als nicht-immunologisch bedingte Nahrungsmittelunverträglichkeiten bezeichnet.

Auf Grund der fehlenden Antikörper bei Intoleranzen fallen die klassischen Allergietests beim Vorhandensein von Intoleranzen unauffällig aus: Der Spiegel des Antikörpers IgE im Blut ist nicht erhöht, und auch bei Hauttests (z. B. Pricktests) treten keine Reaktionen auf. Diese Tests sind Standarduntersuchungen, die bei Allergien mit Sofortreaktionen sinnvoll eingesetzt werden, aber bei Intoleranzen keinerlei Aussagekraft besitzen sondern vielmehr zu Verwirrungen führen.

Das alles bedeutet allerdings nicht, dass Personen mit Intoleranzen weniger krank sind als die Allergiker. Häufig geht es ihnen sogar noch deutlich schlechter, weil die Diagnosen nicht gestellt werden und die Betroffenen somit wesentlich längere Leidenswege durchlaufen. So sind es keine Einzelfälle, dass die Betroffenen mitunter jahrelang herumdoktern und nicht wissen, welche Ursachen für ihre Beschwerden verantwortlich sind.

Bei Intoleranzen gibt es erst seit wenigen Jahren Testmöglichkeiten, um die einzelnen Unverträglichkeiten herauszufinden. Dass diese Untersuchungen bei niedergelassenen Therapeuten nicht eingesetzt werden, liegt anscheinend an der großen Unkenntnis zu dieser Thematik. Dies jedenfalls zeigen viele Erfahrungen von Betroffenen.

So kommt es leider sehr oft vor, dass Therapeuten zwar auf Allergien hin untersuchen, aber nicht auf Intoleranzen. Bei einem negativen Allergietestergebnis wird dann leider sehr oft der fatale Trugschluss gezogen, dass der Patient doch mehr ein Hypochonder sei oder alle Symptome psychische Ursachen hätten. Dabei sollte insbesondere bei unspezifischen Magen- und Darmbeschwerden an Nahrungsmittelintoleranzen gedacht werden.

So wie Allergiker häufig unter mehreren Allergien leiden, so sind auch Personen mit Unverträglichkeitsreaktionen sehr oft von mehreren der vier Nahrungsmittelintoleranzen betroffen. Sehr häufig ist die Kombination Laktose- und Fructoseintoleranz anzutreffen.

Man geht davon aus, dass 75 Prozent der Personen mit einer Laktoseintoleranz auch Unverträglichkeiten gegenüber Fructose haben. Aber auch die Kombinationen Fructose- und Histamintoleranz oder Laktose- und Histaminintoleranz sind keine Seltenheit.

Und dann gibt es noch einige Menschen, die gleichzeitig alle drei oder vier Intoleranzen haben und völlig verzweifeln, weil sie kaum noch wissen, was sie essen können. Nicht nur, dass es dann sehr schwierig ist, noch einen schmackhaften Speiseplan aufzustellen, vielmehr besteht die Gefahr, dass der Körper nicht mehr ausreichend mit den lebensnotwendigen Nährstoffen versorgt werden kann und gesundheitliche Folgeschäden entstehen.

In diesen Fällen ist dringend eine professionelle Unterstützung erforderlich. Gut geschulte Ernährungsberater und eine gezielte Unterstützung durch Therapeuten sind hier eine wesentliche Grundlage für die Genesung. Laktose (Milchzucker), Fructose (Fruchtzucker), Histamin und Gluten sind in so vielen Lebensmitteln enthalten, dass man als Laie mit den einzuhaltenden Diätvorschriften schnell überfordert ist. Ein weiteres Problem einer Kombination mehrerer Intoleranzen besteht darin, dass sich die entstehenden Symptome meistens sehr verstärken.

Obwohl Intoleranzen auf Histamin, Fructose und Gluten wesentlich häufiger vorkommen als eine Laktoseintoleranz, werden sie viel seltener diagnostiziert. Fructoseintoleranz wird mit einem H2-Atemtest festgestellt, Histamin- und Glutenintoleranzen können anhand spezifischer Blutuntersuchungen diagnostiziert werden.

Die häufigsten Verdauungsprobleme, die auf Grund eines Enzymmangels entstehen, sind:

Laktoseintoleranz

Laktose ist ein natürlicher Zucker, der in Milch von Säugetieren vorkommt. Dieser so genannte Milchzucker wird von dem Enzym Laktase verdaut. Wenn zuwenig Laktase vorhanden ist, kann eine Laktoseintoleranz entstehen. Bei Kindern unter zwei Jahren wird die meiste Laktase gebildet, aber auch fast alle Europäer im Erwachsenenalter mit weißer Hautfarbe produzieren in der Regel ausreichende Mengen an Laktase. In anderen ethnischen Gruppen kommt Laktoseintoleranz viel häufiger vor. Man geht davon aus, dass ungefähr 75 % der Afrikaner mit dunkler Hautfarbe und 90 % der Asiaten von einem Laktasemangel betroffen sind.

Zu den Betroffenen, denen ihre Laktoseintoleranz bereits bekannt ist, kommen noch viele Personen, die ebenfalls betroffen sind, denen ihre Laktoseintoleranz aber nicht bewusst ist. Dies kann einerseits daran liegen, dass sie noch nicht richtig diagnostiziert wurden oder aber auch, dass sie keine Symptome bekommen, weil sie nur geringe verträgliche Mengen verzehren. Symptome bei einer Laktoseintoleranz sind Magenkrämpfe, Blähungen und manchmal Durchfall.

Histaminintoleranz

Diese Intoleranz kommt viel häufiger vor als allgemein bekannt. Die Intoleranz entsteht auf Grund des fehlenden Enzyms Diaminoxidase (DAO). Eine Histaminintoleranz macht sich bemerkbar, wenn man nach dem Verzehr fermentierter Lebensmittel mit Symptomen reagiert. Insbesondere Nahrungsmittel wie Hefe, Sauerkraut, Schokolade, Tomaten, Rotwein, Salami, Parmesan und nicht fangfrischer Fisch werden nicht vertragen.

Eine Histamintoleranz ist bei sehr vielen Hautpatienten zu beobachten. Besonders bei Neurodermitis und Psoriasis sollte eine mögliche Histaminintoleranz unbedingt abgeklärt werden. Bei vielen Hautpatienten bessern sich die Symptome sehr deutlich, sobald auf histaminhaltiges Essen verzichtet wird.

Fructoseintoleranz

Eine weitere Unverträglichkeit ist die auf Grund des fehlenden Enzyms Fructose-1-phosphate aldolase auftretende Fructoseintoleranz. Hierbei kann Fruchtzucker nicht verdaut werden. Man unterscheidet zwischen einer erworbenen und einer ererbten Variante. Das genetische Fehlen des Enzyms führt dazu, dass in der Leber, den Nieren und dem Dünndarm Zucker angesammelt wird, was zu Magenschmerzen und Erbrechen führen kann.

Die ererbte Variante kommt vergleichsweise selten vor und wird fast immer schon in den ersten Lebensmonaten diagnostiziert. Sie bleibt lebenslänglich bestehen, während die erworbene Fructoseintoleranz in ihrer Ausprägung geringer werden kann oder mitunter sogar gänzlich verschwindet.

Erste Hinweise sind gegeben, wenn Sie bei dem Verzehr von Obst mit Verdauungsstörungen reagieren. Dies kann ein sehr deutlicher Hinweis auf eine Unverträglichkeit von Fruchtzucker sein. Da Fructose mittlerweile in vielen Fertiggerichten, Arzneimitteln und Alltagslebensmitteln enthalten ist, gilt es bei einem positiven Fructosetest, auf Fruchtzucker zu verzichten.

Kaseinintoleranz

Kasein ist das Protein der Kuhmilch und der Hauptgrund, warum Milchallergie die am häufigsten auftretende Allergie in der Kindheit ist. In England sind bis zu 7 % der Kinder betroffen, von denen einige allerdings nicht auf das Kasein, sondern auf die Molke in nichtpasteurisierter Milch reagieren.

Neben der Glutenunverträglichkeit wird auch die Kaseinintoleranz von einigen Wissenschaftlern mit Autismus in Verbindung gebracht. In einer 2002 durchgeführten Studie des Massachusetts General Hospital und der Harvard University in Boston wurde festgestellt, dass 50 % der autistischen Kinder Probleme haben mit der Verdauung bestimmter Nahrungsmittel, insbesondere Kasein und Gluten.

Die auftretenden Symptome schließen Hautausschlag, Durchfall, Magenkrämpfe und Übelkeit ein.

Auffallend ist, dass viele Morbus Crohn-Patienten keine Milchprodukte vertragen. Ein möglicher Zusammenhang könnte also eine Kaseinintoleranz sein.

Das sollten Sie auch noch wissen:

Die Menge der symptomauslösenden Nahrungsmittel bei Intoleranzen ist individuell unterschiedlich. Bei einer Person kann schon ein Stückchen Schokolade zu Beschwerden führen, bei dem anderen Betroffenen reagiert der Körper erst nach dem Verzehr von zwei ganzen Schokoriegeln.

Zusätzlich zu den nun vorgestellten enzymbedingten Nahrungsmittel-intoleranzen gibt es außerdem häufig noch Nahrungsmittelunverträglichkeiten, die mittels eines IgG-Tests aufgedeckt werden. Hierdurch kann die Intoleranz auf einzelne Lebensmittel diagnostiziert werden. Auch wenn in Deutschland die Akzeptanz dieser Testverfahren zu wünschen übrig lässt, sind diese Tests in englischsprachigen Ländern quasi an der Tagesordnung und haben schon vielen Betroffenen zu einer deutlichen Verbesserung der Lebensqualität verholfen. Auch diese Intoleranzen lassen sich nicht mit den klassischen IgE-Allergietests aufdecken!

Für eine erfolgreiche Morbus Crohn-Therapie ist es zwingend erforderlich, die unverträglichen Nahrungsmittel zu identifizieren und anschließend einen längeren Zeitraum zu meiden. So werden das Immunsystem und der Verdauungstrakt entlastet.

Ernährung

Die Ernährung steht im Verdacht, an der Entstehung von Morbus Crohn beteiligt zu sein. Und wenn sie so einen großen Einfluss auf das Krankheitsgeschehen hat, so ist es eigentlich logisch, dass durch eine entsprechende Ernährung auch der Verlauf der Erkrankung beeinflussbar sein müsste.

Zwar gibt es häufig auf Seiten der schulmedizinisch ausgerichteten Therapeuten die Meinung, dass es für Morbus Crohn-Patienten keinerlei Diätvorschriften gibt, aber dennoch ist es immer wieder erstaunlich, dass man durch eine gezielte Ernährung oftmals deutliche gesundheitliche Fortschritte erreichen kann.

Besonders wenn auf Nahrungsmittel mit einem hohen Zuckeranteil verzichtet wird, hat dies bei vielen Patienten einen positiven Einfluss auf den Gesundungsprozess. Durch pflanzliche Faserstoffe wird die regelmäßige Darmentleerung unterstützt, vorausgesetzt, dass keine Vernarbungen oder Stenosen vorliegen. Gründliches Kauen und eine ausreichende Flüssigkeitsaufnahme sind weitere wichtige Aspekte einer verträglichen Ernährung.

Da es auf Grund der eingeschränkten Nahrungsverwertung zwangsläufig zu Mangelerscheinungen kommen kann, muss für eine ausreichende Versorgung mit Vitaminen, Mineralien und Spurenelementen gesorgt werden. Häufig unterschätzt wird auch ein Eiweißmangel, der durch eine einseitige Ernährung und gestörte Nährstoffaufnahme durch die erkrankten Darmabschnitte auftreten kann.

Bei jeglicher Ernährung ist es wichtig, die individuellen Nahrungsmittelallergien und –intoleranzen zu berücksichtigen. Lesen Sie hierzu das vorangehende Kapitel ‚Morbus Crohn und Nahrungsmittelintoleranzen'.

Während eines akuten Schubs gilt es, die Ernährungssituation dem individuellen Zustand anzupassen. In der Regel ist während dieser Zeit eine faserreiche Ernährungsweise zu vermeiden. In schweren Fällen muss auf feste Nahrung komplett verzichtet werden, um den Darm zu entlasten. Während dieser Phase sind viele Patienten auf Trinklösungen angewiesen.

Achten Sie bei Ihrer Ernährung auch auf folgende Aspekte:

- Vermeiden Sie raffinierten Zucker, da er nicht nur zu einer Vielzahl von gesundheitlichen Problemen führt, sondern außerdem auch als Vitaminräuber auftritt.

- Vermeiden Sie Lebensmittel mit chemischen Zusatzstoffen. Insbesondere E-Nummern sollten gemieden werden, da diese häufig auf Schimmelpilzbasis hergestellt werden.

- Verzichten Sie auf Lebensmittel, die Glutamat enthalten. Dieses wird nicht nur in den meisten chinesischen Restaurants verwendet, sondern auch in sehr vielen Fertigprodukten, insbesondere in Fertigsaucen. In Tierversuchen konnte ein Zusammenhang zwischen Glutamat und Fettleibigkeit festgestellt werden. Außerdem ist es bekannt dafür, dass es neurotoxisch wirkt und die Krebsentstehung fördern kann.

- Ernähren Sie sich intensiv mit frischem Obst und Gemüse. Wenn Ihr Darm in der Lage ist, Rohkost zu verdauen, sollten Sie diese auf Grund wertvoller Enzyme in Ihre Ernährung integrieren.

- Vermeiden Sie lektinhaltige Lebensmittel wie Erdnüsse, rohe Getreidekörner und rohe Bohnen. Lektine gelten als darmschädigend und natürliche Giftstoffe.

- Achten Sie darauf, dass Sie Transfette vermeiden, weil der Körper diese industriell gehärteten Fette nur schwer verarbeiten kann. Diese sind überwiegend in frittierter Ware enthalten, aber auch in Fastfood, Margarine und Fertigprodukten.

- Wenn Sie von einer Laktoseintoleranz betroffen sind, und Milchprodukte meiden, schützen Sie sich durch die Einnahme von Calcium und Vitamin D vor einer Reduzierung Ihrer Knochendichte.

Kohlenhydratreduzierte Ernährung

Besonders vielversprechende Erfolge bei der Behandlung von Morbus Crohn gibt es immer wieder mit einer speziellen kohlenhydratreduzierten Ernährung. Hierbei handelt es sich um eine Ernährungsform, die auch bei anderen Autoimmunerkrankungen häufig empfohlen wird. In englischsprachigen Ländern ist diese Ernährungsform bekannt als ‚Specific Carbohydrate Diet' und wird dort in Kurzform als SCD™ bezeichnet. Ursprünglich wurde sie von Dr. Sidney Valentine Haas zur Behand-lung von Zöliakie entwickelt und von der 2005 verstorbenen kanadischen Autorin Elaine Gottschall in großem Umfang veröffentlicht.

Anstoß ihres Zeitlebens andauernden leidenschaftlichen Einsatzes für die kohlenhydratreduzierte Diät war die Colitis-Erkrankung ihrer Tochter im Jahre 1955. Denn nachdem zahlreiche Versuche mit Medikamenten gescheitert waren, und eine Operation kurz bevorstand, suchte sie nach alternativen Möglichkeiten. Diese fand sie bei Dr. Haas, denn dieser hatte mittlerweile langjährige Erfahrungen gesammelt in der Behandlung von Colitis ulcerosa. Vielen hundert Patienten hatte er durch seine Forschungen und kohlenhydratreduzierte Ernährung bereits zu mehr Gesundheit verholfen.

Durch diese erfolgversprechende Diät und intensive Unterstützung von Dr. Haas gelang es Elaine Gottschall schließlich, dass ihre Tochter anhand dieser Ernährungsumstellung innerhalb von zwei Jahren symptomfrei wurde und später sogar wieder ‚normale Nahrungsmittel' vertragen konnte.

Dieser beeindruckende Erfolg veranlasste sie, sich intensiv für diese kohlenhydratreduzierte Ernährung einzusetzen. Ihr Buch ‚How to Buy Breaking the Vicious Cycle' wurde über eine Million mal weltweit verkauft.

Was aber steckt wirklich dahinter? Wieso scheint diese Ernährungsweise so erfolgreich zu sein?

Mittlerweile ist nämlich auch bekannt, dass nicht nur bei Colitis ulcerosa und Zöliakie beeindruckende Verbesserungen erreicht werden können, sondern auch bei weiteren Darmerkrankungen wie Morbus Crohn, zystischer Pankreasfibrose, Candidose und Reizdarm.

Bei dieser Ernährungsweise werden in erster Linie Obst, Gemüse, Fisch, Fleisch, Eier, Nüsse, Honig, selbst hergestellter Joghurt sowie einige Käsesorten verzehrt. Es wird konsequent auf Getreide, Stärke, Zucker, Laktose und industriell hergestellte Lebensmittel verzichtet.

Die Ernährung erinnert also sehr stark an die sogenannten Low Carb-Diäten und an die Atkins-Diät. Einige Autoren vergleichen sie auch mit der Steinzeiternährung, bei der man sich hauptsächlich von Fleisch und Gemüse ernährte, denn Getreide und Zucker waren damals noch unbekannt.

Befürworter der SCD™-Diät gehen davon aus, dass bestimmte Mikroorganismen des Darms eine wesentliche Rolle bei der Krankheitsentstehung spielen. Und weil Kohlenhydrate den größten Einfluss auf diese Darmbakterien haben, indem sich diese von den komplexen Kohlenhydraten ernähren, sollte auf den Verzehr dieser Nahrungsmittel verzichtet werden.

Denn werden die schädlichen Mikroorganismen durch die komplexen Kohlenhydrate ständig gefüttert, kommt es zu einer weiteren Ausbreitung und einem Verdrängen der gesunden Darmbakterien. Auch in kleinsten Mengen sollten diese speziellen Kohlenhydrate nicht konsumiert werden, weil sich die unerwünschten Mikroorganismen ansonsten schlagartig wieder vermehren.

Da man annimmt, dass die Darmmikroorganismen bis zu einem Jahr ohne Nahrung überleben können, sollte die Ernährungsweise zumindest ein Jahr lang durchgehalten werden.

Während man auf komplexe Kohlenhydrate verzichten sollte, sind einfache Kohlenhydrate in unbegrenzter Menge erlaubt. Diese bestehen aus einem einzigen Zuckermolekül und können im Dünndarm ohne einen zusätzlichen Aufspaltungsprozess aufgenommen werden. Als Ernährungsgrundlage für die schädlichen Mikroorganismen sind sie nutzlos. Die meisten Obst- und Gemüsesorten enthalten einfache Kohlenhydrate in Form von Fructose. Als Süßungsmittel ist nur Honig erlaubt.

Lebensmittel wie beispielsweise Kartoffeln, Zucker und Getreide verfügen hingegen über komplexe Kohlenhydrate, die aus mehreren Zuckermolekülen bestehen. Damit diese vom Organismus aufgenommen werden können, müssen sie zunächst von Enzymen der Dünndarmschleimhaut aufgespalten werden. Da aber gerade dieser Vorgang bei vielen Morbus Crohn-Betroffenen gestört ist, und die Enzyme zur Spaltung von komplexen Zuckern fehlen, verbleiben die Kohlenhydrate teilweise unverdaut im Darm und führen zu schädlichen Gärungs- und Fäulnisprozessen. Hinzu kommt, dass sie den unerwünschten Mikroorganismen als Nahrungsgrundlage dienen und zu ihrer Vermehrung beitragen.

Bitte beachten Sie, dass Sie bei der Auswahl der jeweiligen Nahrungsmittel Ihre individuellen Intoleranzen und Allergien berücksichtigen und auf diese verzichten.

Möglicherweise wird Sie Ihr behandelnder Arzt darauf hinweisen, dass aus schulmedizinischer Sicht keine wissenschaftlich belegten Studien bezüglich der SCD™-Diät vorliegen. Dem gegenüber stehen diverse Studien, die zeigen, dass es Patienten mit Colitis ulcerosa und Morbus Crohn überdurchschnittlich viele Kohlenhydrate und Zucker konsumieren. Diese Feststellung untermauert die Annahme, dass eine kohlenhydratreiche Ernährung die Erkrankung fördert.

Lassen Sie sich also nicht verunsichern, denn es gibt viele positive Erfahrungen von Betroffenen, die durch diese Ernährungsumstellung deutliche gesundheitliche Verbesserungen erreicht haben. Dabei konnten sie auch oftmals ihre Cortisondosierungen reduzieren.

Ob diese Ernährungsweise für Sie die richtige ist, lässt sich nach ca. 4 Wochen absehen. Denn meistens kann man nach dieser Zeit beobachten, ob es zu gesundheitlichen Verbesserungen kommt oder nicht. Hierbei geht es darum, eventuelle Tendenzen festzustellen, denn die Ernährungsumstellung bringt keine schnellen Erfolge.

Wenn man den Eindruck bekommt, dass diese Ernährungsweise nicht hilft oder möglicherweise sogar die Symptome verschlimmert, sollte man natürlich auf die SCD™ verzichten.

Die SCD™ -Diät basiert in erster Linie auf Erfahrungswerten, und sicherlich wäre es vermessen, jedem Betroffenen mit einer chronischen Darmerkrankung eine Verbesserung oder gar Heilung in Aussicht zu stellen.

Zum jetzigen Wissensstand muss man sagen, dass die Krankheit durch diese Ernährungsweise möglicherweise nicht geheilt werden kann, aber sie soll den Verlauf verschiedener Autoimmunerkrankungen deutlich abmildern können. Warum dies so ist, weiß man bisher noch nicht eindeutig. Denkbar ist einerseits, dass sich die kohlenhydratreduzierte Ernährung positiv auf das Immunsystem auswirkt, möglich ist aber auch, dass es durch kohlenhydrat-reiche Nahrungsmittel zu einer Schwächung des Immunsystems kommt.

Stressreduzierung

‚Mir ist das auf den Magen geschlagen' ist ein typisches Sprichwort dafür, wie sehr sich Stress und Belastungen auf das Verdauungssystem auswirken können. Auch dass manche Menschen in stressigen Phasen kaum einen Bissen hinunter bekommen und andere hingegen ins Stressessen verfallen, zeigt die starke Verbindung zwischen Stress und der Verdauung. Und bei den meisten Menschen führen Stress und Hektik zu Störungen des Magen-Darm-Bereichs. Für Menschen mit einer chronischen Darmerkrankung wie Morbus Crohn bedeutet dies, dass Stress somit zu einer Verschlechterung des Zustandes führen kann.

Die Verdauung wird vielfach nur als lästiges Übel angesehen, und das Essen findet im Berufsalltag hektisch zwischen Tür und Angel statt, indem alles was schnell geht, gegessen wird und mit literweisem Kaffeekonsum garniert wird.

Wenn sich während der beschwerdefreien Phasen ein möglicher Stuhldrang ankündigt, wird dieser am liebsten unterdrückt, weil dieser ja grundsätzlich zum falschen Zeitpunkt erscheint. Immer wieder wird der Toilettengang ignoriert, weil er gerade ganz und gar nicht in den Zeitplan passt. Und je öfter dies geschieht, desto mehr gewöhnt sich der Verdauungstrakt an diese Umstände. Meistens führt dies dazu, dass die Darmtätigkeit reduziert wird, und Verstopfungen nicht lange auf sich warten lassen. Beim Morbus Crohn ist eine derartige Lebensführung ein gefährlicher Berater und sollte tunlichst vermieden werden.

Hinzu kommt, dass sich die Beschwerden bei einigen Patienten durch Stress verstärken und die Schübe somit mit einer intensiveren Ausprägung auftreten als eigentlich nötig. Und auch in schubfreien Phasen kann Stress zu Bauchkrämpfen und Durchfall führen. Stress ist also in mehrerer Hinsicht für einen Morbus Crohn-Patienten schädlich und sollte unbedingt reduziert werden.

Für regelmäßige Entspannung bieten sich verschiedene Methoden an, die von individuellen Vorlieben abhängig sind. Während bei einigen Personen das Hören von Entspannungsmusik für Stressabbau sorgt, können andere hingegen bei aktiven Entspannungsübungen besser abschalten.

Im Folgenden werden Ihnen einige Möglichkeiten vorgestellt, die zu einer Stressreduzierung beitragen.

Muskelrelaxation nach Jacobsen

Diese Entspannungstechnik versetzt den Anwender in die Lage, auch in sehr unruhigen Umgebungen und Situationen zu entspannen und ruhig zu bleiben. Das auch als ‚Progressive Muskelentspannung' oder

‚Tiefenmuskelentspannung' bezeichnete Verfahren, das vor mehr als 70 Jahren von dem aus Schweden in die USA emigrierten Arzt Edmund Jacobsen entwickelt worden ist, kann man relativ leicht erlernen

Im Mittelpunkt der Muskelrelaxation steht das bewusste Empfinden systematischen An- und Entspannens von Muskeln und Muskelgruppen.

Wer in der Lage ist, den Unterschied zwischen muskulärer An- und Entspannung eindeutig wahrzunehmen, kann auch andere Spannungszustände im Körper leichter erkennen. Dies ist eine Voraussetzung für dieses Verfahren.

Die meisten Menschen nehmen Verspannungen ihrer Muskulatur erst wahr, wenn sie Schmerzen haben. Diese kommen durch vieles Sitzen, langes Stehen, körperliches Arbeiten oder falsche hastige Bewegungen. Sie fühlen sich unwohl und gehetzt und sind sich nicht bewusst, dass sie selbst in der Freizeit nicht mehr richtig entspannen und loslassen können.

Körper und Seele stehen in enger Beziehung zueinander. Jacobsen geht davon aus, dass seelische Belastungen zu Muskelverspannungen führen, die wiederum seelisches Unbehagen auslösen können.

Entspannen sich die Muskeln, fühlt man sich insgesamt entspannt. Man ist ausgeglichen und lockerer. Durch das Vorbeugen werden Verspannungen häufig schnell erkannt.

Das so genannte Basisprogramm wird in bequemer Rückenlage (weiche Unterlage) geübt. Grundvoraussetzung für den Übungserfolg ist eine entspannte Atmung, bei der allein die Absenkung und Hochwölbung des Zwerchfells für das Ein- und Ausströmen der Atemluft sorgt.

Das zeigt sich durch Heben und Senken der Bauchdecke. Meist beginnt man die Übungen mit den Füßen: Sie werden zur so genannten Zehenfaust angespannt, wobei die Zehen so weit wie möglich in Richtung Ferse gebeugt werden. Wenn möglich, sollte man die Muskeln immer so stark anspannen, dass sich ein Zittern bemerkbar macht. Anschließend werden Unterschenkel-, Oberschenkel-, Gesäß-, Bauch- und Beckenmuskeln angespannt.

Selbst die Gesichtsmuskeln bleiben nicht ausgespart. Die Spannung wird zwischen 2 und 4 Sekunden gehalten, dann abrupt gelöst. Nun schließt sich die wichtige Phase an, in der die Entspannung wahrgenommen wird. Dabei soll man sich intensiv auf das entsprechende Körperteil konzentrieren. Mindestens 2 – 4 Wochen konsequentes Training sind erforderlich, um bereits nach wenigen Minuten den gewünschten Entspannungszustand zu erreichen. Bis zu einem Vierteljahr Trainingsdauer muss man einplanen, bis man in der Lage ist, in wenigen Augenblicken und an jedem beliebigen Ort in eine tiefe Entspannung zu sinken.

Die Faustregel lautet wie bei allen Entspannungsmethoden: Regelmäßiges Üben ist wichtiger als langes Üben.

Entstehen Pausen von mehr als 4 Tagen, beginnt der Muskel zu vergessen, was er an Entspannungsfähigkeit erlernt hatte. Fortgeschrittenen genügen allerdings 5 Minuten intensives Training alle 4 Tage, um ihren Muskeln die optimale Entspannungsbereitschaft zu erhalten.

Duftende Öle für's Wohlbefinden

Wer kennt das nicht: Man fühlt sich automatisch wohler in einem duftigen Raum als in einem Zimmer mit abgestandener und womöglich verrauchter Luft. Mit angenehmen Düften lässt sich das Lebensgefühl ganz erheblich steigern, die Lust am Arbeiten nimmt zu, wenn es der Nase gut gefällt. Und dafür bieten sich viele verschiedene Möglichkeiten: Ob mit der Duftkerze, einer Aromaöllampe, mit Duftbäumchen oder mit Parfüm. Düfte beleben Geist und Körper und wirken unmittelbar auf unser Gefühl.

Die Anwendungen von ätherischen Ölen für das Wohlbefinden und die gesundheitliche Unterstützung sind keine neuen Erkenntnisse unserer Zeit, sondern schon die Ägypter haben ätherische Öle für gesundheitliche Zwecke eingesetzt. Die heute als Aromatherapie bekannte Behandlungsmethode wurde in den 1920-er Jahren von dem französischen Chemiker Dr. Rene Gattefosse entdeckt.

Dabei war es ein Zufall, dass er sich mit ätherischen Ölen beschäftige. Durch einen Laborunfall verbrannte er sich mehrere Hautpartien, die er anschließend intuitiv mehrfach mit Lavendelöl einrieb. Die Heilung vollzog sich so überraschend schnell, dass er sich fortan mit den Wirkstoffen von ätherischen Ölen auseinander setzte. Dabei widmete er sich besonders der Bergamotte-Essenz mit ihren antiseptischen Eigenschaften.

Heute verwenden die professionellen Aromatherapieexperten ungefähr 80 verschiedene ätherische Öle. Zu den bekanntesten gehören Eukalyptus, Rosmarin, Lavendel, Zitrone, Thymian, Pfefferminz und Teebaumöl. Ätherische Öle sind Pflanzenextrakte, die einen sehr intensiven Geruch haben und leicht verdampfen.

Die Aromatherapie ist mittlerweile Bestandteil der Pflanzenheilkunde und wird von einigen ganzheitlich arbeitenden Therapeuten bei verschiedensten Befindlichkeitsstörungen eingesetzt. In Deutschland darf nur derjenige Aromatherapien durchführen, der die Erlaubnis zur Ausübung eines Heilberufes besitzt wie Ärzte und Heilpraktiker. Wenn die ätherischen Öle in Arzneimitteln enthalten sind, unterliegen sie dem Arzneimittelrecht, ansonsten sind sie frei verkäuflich und rein rechtlich für jedermann anwendbar. Eine Medikation gehört dennoch in die Hände von erfahrenen Therapeuten.

Meistens dient die Aromatherapie der Unterstützung anderer Therapieverfahren und wird nur in Einzelfällen als eigenständige Behandlung eingesetzt.

Die positiven Effekte von Düften haben vor einigen Jahren auch Verkaufsexperten für sich entdeckt, indem sie ganz unbemerkt Duftzerstäuber in ihren Verkaufsräumen aufstellten, um dem nichtsahnenden Kunden die Kauflaune zu verbessern.

Dabei geht es gar nicht nur um die bessere Laune und das gesteigerte sich Wohlfühlen - Düfte können viel mehr, besonders wenn es um ätherische Öle geht. Diese können bekanntermaßen unterstützend bei unterschiedlichsten Befindlichkeitsstörungen wirken.

Wählen Sie Ihren Duft je nach Stimmungslage aus. So ist es hilfreich, eine kleine Auswahl griffbereit zu Hause vorrätig zu haben wie z. B. Südfrüchte oder Lavendel, Orchidee, Vanille oder Rosenholz. Als besonders anregend und stimmungsaufhellend gelten Orange, Zitrone und Bergamotte. Beruhigend und entspannend wirken Rose und Lavendel.

Wenn Sie kein Duftöl zur Hand haben, hellen Sie Ihre Stimmung einfach mit Ihrem Lieblingsparfüm auf, oder schneiden Sie Ihre duftende Lieblingsrose aus dem Garten ab und stellen Sie sie in eine Vase in Ihrem Wohnzimmer.

Eine preisgünstige, aber sehr effektive Methode zur Raumbeduftung ist das Beträufeln von kleinen Gips- oder Keramikplättchen. In Bastelgeschäften kann man diese Plättchen preisgünstig erwerben und unter verschiedenen Motiven auswählen. Die unterschiedlichen Motive sind hilfreich, um die verschiedenen Duftsorten auseinander zu halten. So können Sie das Mondplättchen z. B. mit Lavendel beträufeln, den Stern mit Rosmarin und so weiter. Auch kleine Figuren aus Terracotta lassen sich mit den Ölen gut beträufeln und geben die Düfte gleichmäßig an die Raumluft ab.

Geben Sie Ihren Lieblingsduft in eine Duftlampe oder als Badezusatz in Ihr Entspannungsbad. Wenn Sie die Düfte abends anwenden möchten, achten Sie darauf, dass Sie nicht die anregenden Varianten wählen, da Sie sonst möglicherweise Einschlafprobleme bekommen können. Sie können die Aromaöle auch als Massageöle anwenden. Dabei wird das ätherische Öl im Verhältnis 1 Tropfen pro 2 ml Basisöl vermischt.

Wer es etwas technischer und professioneller mag, kann sich eine Raumbeduftungsanlage anschaffen, mit der das Duftöl per Zerstäuber an die Raumluft abgegeben wird. Fragen Sie aber bei Erwerb einer Kabine den Hersteller bezüglich seiner Erfahrungen mit derartigen Anlagen. Es kommt immer mal wieder vor, dass sich durch diese Beduftungsanlagen die Holzporen schließen.

Ätherische Öle können bei Allergikern zu unerwünschten Reaktionen führen. Hier ist eine Abstimmung mit dem Therapeuten ganz wichtig. Außerdem sollte jeder darauf achten, direkten Augenkontakt mit den ätherischen Ölen zu vermeiden. Besonders Pfefferminz- und Eukalyptusöle können die Schleimhäute und somit auch die Augen sehr reizen.

Es gibt Aromaöle natürlichen Ursprungs, aber nicht zuletzt auf Grund der stetig größer werdenden Nachfrage werden immer mehr synthetisch oder halbsynthetisch hergestellt. Achten Sie beim Kauf Ihrer Duftöle auf gute Qualität, sparen Sie nicht am Preis, und verzichten Sie möglichst auf chemische Wohndüfte.

Farbtherapie

Farben haben einen viel größeren Einfluss auf unser Seelenleben als es uns vielfach bewusst ist. Achten Sie einmal darauf, welche Farben Ihre Lieblings-Kleidungsstücke haben. Hängen überwiegend schwarze, braune und dunkelgraue Pullover und Jacken in Ihrem Schrank?

Gerade an depressiven Tagen können genau diese Farben Ihre Seelenstimmung noch verschlimmern. Umgeben Sie sich stattdessen mit stimmungsaufhellenden Farben, die Ihnen Motivation und Kraft geben. Als die aktivierendste Farbe zählt Orange. Sie wird als Heilfarbe bei depressiven melancholischen Verstimmungen eingesetzt. In anderen Ländern werden die Häuser ganz bewusst mit vielen Farben ausgestattet. So bedeutet beispielsweise ein buntes Haus in Mexiko, dass der Besitzer voller Energie steckt.

Umgekehrt können Farben auch ganz gezielt zur Entspannung eingesetzt werden.

Das heutige Interesse an der Farbtherapie ist besonders dem indischen Arzt Dinshah P. Ghadiali (1873 – 1966) und dem deutschen Heilpraktiker Heinz Schiegl zu verdanken. Während der Inder Ghadiali das erste Farblicht-Therapiesystem der Welt entwickelte, veröffentlichte Heinz Schiegl 1979 sein bekanntes Buch ‚Colortherapie'. Damit wurden die Grundsteine für das zunehmende Interesse am Farbeneinsatz für medizinische Zwecke in der heutigen Zeit gelegt.

Dabei gehört die Farbtherapie zu den ältesten bekannten Behandlungsmethoden, denn schon die Ägypter setzten Farben für die Steigerung des Wohlbefindens ein. Sie bauten so genannte Farbtempel, in denen sieben Räume in unterschiedlichen Farben ausgestattet waren. Je nachdem, welche Erkrankung geheilt werden sollte, wurden die Personen in den entsprechend farblich zugeordneten Tempelraum gebracht.

Die Wirkungsweise von Farben auf die menschliche Psyche und Organismus ist unbestritten, aber warum und wie sich Farben auf den menschlichen Organismus auswirken, wird seit einigen Jahren in Deutschland erforscht: ‚In der Filderklinik (Filderstadt) und anderen anthroposophischen Einrichtungen wird seit 2003 im Rahmen eines Forschungsprojekts die Wirkung von farbigem Licht auf Patienten mit verschiedenen Erkrankungen untersucht.' (Quelle: wikipedia).

In verschiedenen Farbspektren angewendet, kann Farblicht schnell zu einem spürbaren Energiespender werden. Je nachdem, welche Farbe eingesetzt wird, werden bestimmte Körpersysteme aktiviert.

Rot:

Rot ist die Farbe des Feuers, der Energie, Vitalität und Wärme. Mit rot kann die Durchblutung angeregt und damit das allgemeine Wohlbefinden und das Energieniveau gesteigert werden.

Grün:

Grünes Licht strahlt Erholung und Regeneration aus und gilt als die beruhigendste Farbe. Sie wird besonders bei ausgeprägten Stimmungsschwankungen eingesetzt.

Blau:

Als Farbe des Himmels und des Wassers gilt blau als die kühlste Farbe. Sie hilft bei Stressabbau, verlangsamt die menschlichen Funktionen und hilft damit sehr gut bei Ungeduld.

Gelb:

Gelb ist die Farbe der Sonne und genauso wie mit ihr, lassen sich mit gelben Farben Trübsinn und Melancholie vertreiben. Gelb motiviert, stimmt fröhlich und steigert die positive Lebenseinstellung.

Neben diesen vier Grundfarben gibt es noch viele weitere Farben, die ebenfalls Wirkungen auf den menschlichen Organismus haben wie z. B. violett, hell-türkis, orangerot und hellrosa. Dieses sind die so genannten Übergangsfarben und sind mit ihren Anteilen an größeren Dunkelanteilen nicht so stark belastend für die Augen wie die kalten Farben.

Die Anwendung von Farben sollte unbedingt nur in Abhängigkeit vom persönlichen Empfinden des Anwenders und unter Berücksichtigung von eventuellen Kontraindikationen erfolgen. Um grundsätzlich Nebenwirkungen oder Verschlimmerungen zu vermeiden, empfehlen Farbexperten für den privaten

Gebrauch, sich auf nur zwei Arten von Licht zu beschränken: Violett mit hohem Blauanteil für die Beruhigung und gelb bis orange zur Anregung. Zusätzlich kann noch neutrales Tagesmischlicht für die normale oder winterliche Anwendung eingesetzt werden.

Meditation

Es gibt verschiedene Formen der Meditation. Dies ist eine sehr effektive Technik, wenn es darum geht, Stress aus dem Alltagsleben zu verarbeiten, der bewusst oder *unterbewusst* belastet und die Entspannung am Abend erschwert.

Bei Meditationsübungen geht es meist um die innere Konzentration auf die Atmung, ein Wort, Objekt oder das eigene Körperempfinden, um die Gedanken zu beruhigen und sich zu entspannen. Den meisten Menschen fällt es anfangs nicht ganz leicht, sich zu konzentrieren, oder sie kommen sich "komisch" vor, wenn sie beispielsweise minutenlang ein bestimmtes Wort wiederholen sollen.

Doch Meditation ist wie ein "mentaler Muskel". Das bedeutet, je öfter die Meditationstechniken praktiziert werden, desto leichter und selbstverständlicher wird es. Hier kann es auch sehr hilfreich sein, eine Meditationsgruppe aufzusuchen, bei der man eine Anleitung durch einen Lehrer erhält. Für Zuhause sind auch Meditations-CDs ein sehr geeignetes Hilfsmittel.

Rauchen bei Morbus Crohn

Als ein wesentlicher Faktor, der die Erkrankung begünstigt, gilt das Rauchen. Im Vergleich zu Nichtrauchern tragen Raucher ein doppelt so hohes Risiko, an Morbus Crohn zu erkranken. Auch wenn man mit dem Rauchen aufhört, so bleibt dieses Risiko noch weitere 5 Jahre lang bestehen.

Wer schließlich noch raucht und an Morbus Crohn erkrankt, sollte spätestens mit Beginn dieser schweren Erkrankung mit dem Rauchen aufhören. Denn Berichte von Betroffenen sowie Studien haben mehrfach gezeigt, dass sich die Symptome durch Rauchen verschlimmern. So verstärken sich nicht nur die Schmerzen, sondern auch die Anzahl der Schübe erhöht sich. Im Umkehrschluss bedeutet dies also, dass sich die Symptome durch das Aufgeben des Rauchens verbessern, und die Anzahl der Schübe verringert wird, was letztendlich zu einem positiveren Krankheitsverlauf führt.

Auch die Tatsache, dass durch Morbus Crohn ein erhöhtes Darmkrebsrisiko besteht, das durch Rauchen noch gesteigert wird, sollte Motivation genug sein, um endlich zum Nichtraucher zu werden. Wem dies noch nicht ausreicht, sollte sich schließlich noch ‚Gedanken darüber machen, welche diversen Folgeerkrankungen des Morbus Crohns durch das Rauchen angekurbelt werden, die nicht den Magen-Darm-Trakt betreffen.

Das Nichtrauchen bedeutet also eine ganz wesentliche Möglichkeit, die Krankheitsentwicklung teilweise sogar selbst in der Hand zu haben.

Wer sich trotz der bekannten Gesundheitsrisiken nicht von seinen Glimmstengeln trennen kann, ist gut beraten, professionelle Hilfe in Anspruch zu nehmen. Sprechen Sie Ihren Arzt gegebenenfalls darauf an, dass Sie mit dem Rauchen aufhören möchten. Bitten Sie ihn um unterstützende Maßnahmen und Ratschläge, um ein erfolgreicher und dauerhafter Nichtraucher zu werden.

Es gibt mittlerweile viele sehr effektive Möglichkeiten, um zum Nichtraucher zu werden. Viele positive Rückmeldungen gibt es von Laserbehandlungen, Akupunkturanwendungen und Nichtraucherkursen, die man im Urlaub absolviert. Während des Urlaubs fällt das Aufhören oft leichter, weil man sich nicht in seinen Alltagsstrukturen befindet. Viele Verfahren werden von den Krankenkassen unterstützt.

Und selbst wenn Sie sich für eine Methode entscheiden, an der sich Ihre Krankenkasse finanziell nicht beteiligt, so bedenken Sie, dass sich die Kosten oft schon nach wenigen Wochen als Nichtraucher amortisieren. Manchmal motiviert auch gerade die Vorstellung darüber, dass man sich anstatt der teuren Zigaretten viele andere schöne Dinge leisten könnte. Wie wäre es mit einem tollen Urlaub, den Sie sich anstatt der täglichen 30 Zigaretten jedes Jahr leisten könnten? Oder einer komfortableren Ausstattung für Ihr neues Auto?

Krankheitsschübe und Remission

Typisch für Morbus Crohn ist das schubweise Auftreten der Symptome. Dabei wechseln sich beschwerdefreie Phasen mit akuten Schüben ab. Während in den symptomfreien Zeiten ein ganz normales Alltagsleben möglich ist, kann ein akuter Schub zur Bettruhe oder sogar zu einem Krankenhausaufenthalt führen.

Remission

Bei den meisten Patienten kommt es zu regelmäßig wiederkehrenden Schüben. Dabei sind die Phasen der Beschwerdefreiheit sehr unterschiedlich lang. Während sie bei einigen Patienten nur wenige Monate andauern, kommt es bei anderen Betroffenen sogar zu jahrelangen Remissionen.

Auch wenn es in den beschwerdefreien Intervallen zu keinen Symptomen kommt, muss Morbus Crohn meistens mit verschiedenen Maßnahmen behandelt werden, um diese Remission möglichst lange hinaus zu zögern. Häufig kommt hier die 5-Aminosalicylsäure zum Einsatz.

Warum es nach Remissionen immer wieder zu erneuten Schüben kommt, wird sehr unterschiedlich diskutiert. Obwohl man sich mittlerweile darin einig ist, dass die Krankheitsentstehung nicht psychosomatisch bedingt ist und nicht auf Grund von Stressfaktoren entsteht, so ist man sich jedoch sicher, dass die akuten Schübe oftmals im Anschluss an Stressbelastungen auftreten. Stress trägt außerdem auch zu einem schwereren Verlauf der Schübe bei.

Akute Phase

Während der akuten Phase sollten Sie nicht nur den Stress drastisch reduzieren und Bettruhe einhalten, sondern auch Ihre Ernährung umstellen. Vermeiden Sie zu viele Kuhmilchprodukte, Ballaststoffe, blähende Speisen und Koffein, um den Darm nicht zusätzlichen Reizen auszusetzen. Es gibt immer wieder Berichte von Betroffenen, nach denen diese insbesondere mit einer milchfreien Ernährung gute Erfahrungen machen.

Achten Sie in dieser Zeit ganz besonders auf die regelmäßige Medikamenteneinnahme. Wenn Sie die verordneten Präparate nicht vertragen, wechseln Sie diese nach Rücksprache mit Ihrem Arzt gegen ein anderes aus. Er sollte Ihnen dabei behilflich sein, ein für Sie passendes Medikament zu finden. Nehmen Sie den Schub sofort zu Beginn sehr ernst, und lassen Sie sich engmaschig von Ihrem Arzt betreuen. Denn innerhalb von nur wenigen Tagen (manchmal nur Stunden) kann sich ein leichter Schub in einen schweren Verlauf verändern.

Je nach Schwere des Schubes kommen unterschiedliche Präparate zum Einsatz. Während bei einem leichten Verlauf in der Regel 5-ASA-Präparate als Tabletten oder Zäpfchen ausreichen, wird ein schwerer Schub zusätzlich mit Cortison behandelt. Dabei wird die Dosierung zu Beginn für einige Tage möglichst hoch gewählt und im Laufe mehrerer Wochen reduziert und letztendlich ausgeschlichen. Die Cortisondosierung ist abhängig von der Ausprägung des Schubes, denn je mehr blutige Durchfälle und andere Beschwerden auftreten, desto intensiver muss die Therapie erfolgen.

Verläuft der Schub sehr schwer, werden die Medikamente und Nährstoffe in Form von Infusionen verabreicht. Diese Behandlung kann in Einzelfällen auch eine künstliche Ernährung beinhalten, um den Verdauungstrakt zu umgehen und zu schonen. Liegt außerdem eine Blutanämie vor, werden gegebenenfalls Bluttransfusionen in Erwägung gezogen. Während leichte und mittlere Schubverläufe in der Regel ambulant betreut werden, wird die intensive Behandlung von schweren Schüben im Krankenhaus durchgeführt.

Werden bei einem sehr schweren Schub innerhalb von drei Tagen keine wesentlichen Therapiefortschritte erzielt, kommt es häufig zu einem operativen Eingriff.

Leben mit Morbus Crohn

Die Diagnose Morbus Crohn bedeutet zweifelsohne einen gravierenden Einschnitt in die bisher geführte Lebensweise. Besonders für junge Patienten kann die Erkrankung ein Trauma bedeuten, das mit Gefühlen von Trauer, Schock, Ärger und Rebellion einhergeht. Während man im fortgeschrittenen Alter eher damit rechnet, irgendwann von einer chronischen Krankheit getroffen zu werden, befindet man sich in jungen Jahren in der Blüte seines Lebens, steckt voller Zukunftspläne, in denen Krankheiten nicht vorgesehen sind und keinen Platz haben.

Nach dem ersten Schock nach der Diagnose kommt irgendwann der Moment, in dem man sich wieder besinnt und sich mit der Krankheit arrangieren möchte. Denn man hat erkannt, dass es dazu gar keine Alternative gibt. Da nützt kein frustriertes Zurückblicken auf die tollen Jahre, in denen die Gesundheit anscheinend so robust war, und man jedes Aufmucken des Körpers gekonnt ignorierte.

Ab jetzt gilt es, nach vorn zu blicken, sich mit der Erkrankung auseinander zu setzen und nach Lösungen zu suchen, die für eine verbesserte Lebensqualität sorgen. Damit die Schübe nicht so heftig ausfallen oder am besten so selten kommen wie möglich.

Natürlich gibt es nichts zu beschönigen, denn Fakt ist, dass man mit Morbus Crohn körperlichen und auch seelischen Belastungen ausgesetzt ist. Häufig ist es insbesondere die Unwissenheit des eigenen Umfeldes – sei es in der eigenen Familie, im Bekanntenkreis und am Arbeitsplatz. Weil diese Erkrankung optisch nicht wahrnehmbar ist, ist es für Außenstehende oft schwierig, die Betroffenen als wirklich krank und nicht als Hypochonder zu sehen. Da hat sich schon manch einer gewünscht, lieber zwei Beine gleichzeitig gebrochen zu haben als von einer Erkrankung sprechen zu müssen, die niemand so richtig versteht und bei der viele Gesprächspartner lieber betreten den Boden anblicken.

Da Morbus Crohn ein gravierender Einschnitt in ein bis dato glückliches Leben sein kann, muss der Umgang mit einem derartigen Schicksalsschlag erstmal erlernt werden. Denn wer bisher von jeglichen unangenehmen Seiten des Lebens verschont geblieben ist, weiß gar nicht so recht damit umzugehen. Da kann möglicherweise eine psychologische Betreuung eine hilfreiche Unterstützung sein, um den Umgang mit der Krankheit zu schulen. Psychologen sehen die Situationen von außen und stoßen auch mal unliebsame Themen an. Dadurch können Begleitumstände aufgedeckt werden, die die Erkrankung möglicherweise noch stärker zum Vorschein kommen lassen.

Aber auch der Austausch mit Gleichgesinnten ist eine sinnvolle Maßnahme. Diese findet man am besten in einer entsprechenden Selbsthilfegruppe. Lesen Sie hierzu das Kapitel ‚Selbsthilfegruppen – eine oft unterschätzte großartige Hilfe.'

Zu dem Umgang mit der Erkrankung gehört aber auch, dass man ab jetzt viel mehr auf seinen Körper und dessen Signale hören sollte. Dies betrifft ganz besonders die Ernährung, denn oftmals kann man nur durch genaues Beobachten herausfinden, welche Lebensmittel einem bekommen und welche nicht. Es sei denn, man nimmt die bereits erwähnten Testverfahren in Anspruch, um die Intoleranzen aufzudecken.

Wenn man die auslösenden Faktoren der Schübe nicht ausmachen kann, ist es hilfreich, ein Symptomtagebuch zu führen. So kann man besser nachvollziehen, ob eventuell bestimmte Nahrungsmittel, Beziehungsärger, Stress am Arbeitsplatz oder vielleicht ein Zahnarztbesuch einen Schub ausgelöst hat.

Eine große Herausforderung stellt das phasenweise Auftreten der Schübe auf. Während es lange Zeiten der Remission gibt, in denen ein völlig beschwerdefreies Leben möglich ist, wird diese glückliche Zeit dann oft wie aus heiterem Himmel mit einem erneuten Schub schlagartig beendet. Dieser Wechsel zwischen beschwerdefreien Phasen und den plötzlichen Schüben ist immer wieder eine erneute Herausforderung für den Betroffenen, aber auch seine Familie. Denn immer wieder müssen erneut verschiedene Anpassungen erfolgen, um sich mit den Schüben zurecht zu finden. Durch den permanenten Wechsel von Krankheitsphasen wird der Alltag immer wieder neu beeinflusst. Somit ist die Erkrankung auch immer für das Umfeld der Betroffenen eine Belastung. Nicht jeder Angehörige fühlt sich dieser Herausforderung gewappnet, zumal er sich zu Beginn der Erkrankung meistens gar nichts darunter vorstellen kann. Um auch die Familie im Umgang mit der Krankheit vorzubereiten, ist es sinnvoll, zu Beginn entsprechende Beratungsgespräche zu führen. Dies fördert das Verständnis für das erkrankte Familienmitglied und hilft dabei, gewisse Unsicherheiten zu beseitigen. Leider bleiben in der heutigen Zeit diese wichtigen Beratungen regelrecht auf der Strecke, sodass sich viele Familien mit ihrem Schicksal allein gelassen fühlen.

Eine verständnisvolle Familie, die insbesondere während der Schübe eine emotionale Unterstützung bietet, ist für den Gesundungsprozess eine enorm wichtige Hilfe. Angehörige können dabei helfen, den Alltag zu meistern, die Symptomauswirkungen zu lindern und die jeweiligen Strategien zu begleiten. Sie sind wichtige Eckpfeiler, die zur Einhaltung von Diäten während der Schübe sorgen und die regelmäßige Medikamenteneinnahme überwachen können. Und sie können auch dazu beitragen, dass eine soziale Isolation verhindert wird, wenn der Beruf nicht mehr ausgeübt werden kann. Letztendlich passen nicht nur die Patienten selbst, sondern auch die Betroffenen ihre Lebensweise der Erkrankung an.

Je länger die Krankheit das Leben begleitet, desto mehr lernt man jedoch, mit ihr umzugehen. Allerdings beobachtet man bei langfristig erkrankten Patienten auch, dass Sie ermüden und die mühevolle Auseinandersetzung mit der Krankheit zunehmend als Belastung sehen. Denn neben den körperlichen Anstrengungen kommt der gravierende Einfluss auf die gesamten Lebensumstände.

Ein großes Problem ist häufig die Angst, dass man nicht rechtzeitig eine Toilette findet, wenn der nächste Durchfall droht. Besonders schwierig wird es, wenn man Reisen unternimmt. Viele Patienten sind darauf angewiesen, immer Wechselwäsche bei sich zu tragen. Aber sie sind auch gut beraten, wenn sie zusätzliche Wege zur Toilette einplanen.

Wenn man eingeladen ist, besteht häufig ein Problem darin, dem Gastgeber zu vermitteln, dass man viele Nahrungsmittel nicht essen kann. Oder was geschieht am Arbeitsplatz, wenn sich plötzlich während eines wichtigen Meetings der Durchfall ankündigt? Die Krankheit ist quasi allgegenwärtig und erfordert einige wichtige Strategien, um den Alltag trotzdem bewältigen zu können. Denn der Morbus Crohn beeinflusst nicht nur das private, sondern auch das gesellschaftliche Leben eines jeden Betroffenen.

Viele Patienten fühlen sich insbesondere bei Freizeitaktivitäten stark eingeschränkt. Besondere Herausforderungen sind dabei immer wieder Reisen. Während einer akuten Phase sollte eine Reise gründlich überdacht und gegebenenfalls auf einen späteren Termin verschoben werden. Wenn möglich, sollte man sich über vorhandene Behindertentoiletten informieren. Um einen Schub zu verhindern, ist es wichtig, am Urlaubsort die Zähne mit Mineralwasser anstatt Leitungswasser zu putzen und auf den Verzehr von rohem Obst und Gemüse zu verzichten.

In verschiedenen Studien wurde deutlich, dass Frauen im Vergleich zu Männern eine verringerte Lebensqualität verspüren. Ein Grund dafür wird in einer unterschiedlichen Wahrnehmung der Symptome gesehen. Möglicherweise sind es auch geschlechtsspezifisch verschieden gelagerte Verarbeitungsstrategien, die zu dieser unterschiedlich empfundenen Lebensqualität führen.

Dennoch – mit Morbus Crohn lässt sich immer noch ein lebenswertes Leben führen. Denn die Krankheit besteht nicht nur aus schweren Schüben, lästigen Arztbesuchen, Durchfällen und Bauchschmerzen. Die guten Phasen lassen ein durchaus intensives Alltagsleben zu. Und wer es schafft, die Remissionen möglichst lang hinauszuzögern, kann an so manchen Tagen die Erkrankung regelrecht vergessen.

Eine wichtige Basis ist dabei die Einstellung, sein Leben nicht von der Krankheit diktieren zu lassen. Stellen Sie den Morbus Crohn nicht zu sehr in den Mittelpunkt, sondern versuchen Sie, Ihr Leben so gut es geht, mit der Erkrankung zu vereinbaren. Je mehr Sie Ihre Krankheit akzeptieren und sich mir ihr arrangieren, desto positiver wirkt sich diese Einstellung auf die Krankheitsbewältigung und die Lebensqualität aus.

Achten Sie darauf, dass Sie trotz der mitunter großen Belastung dieser Krankheit Ihre Lebensziele nicht aus dem Auge verlieren. Wenn Sie schon seit vielen Jahren von einer spannenden Australienreise träumen, so halten Sie auch daran fest. Denn ein Ziel vor Augen zu haben, kann ungeahnte Kräfte freisetzen und den Gesundungsprozess enorm positiv beeinflussen.

Selbsthilfegruppen – eine oft unterschätzte großartige Hilfe

Man ist nicht allein – das ist oft die erste Erkenntnis, die man gewinnt, wenn man sich einer Selbsthilfegruppe anschließt, in der man Gleichgesinnte trifft.

Der Erfahrungsaustausch mit ebenso erkrankten Menschen ist oft eine unvorstellbare Hilfe. Denn gerade bei einer selten vorkommenden Krankheit, die niemand kennt, die man immer wieder erklären muss, und bei der zu allem Übel im schulmedizinischen Sinne keine Heilung möglich ist, bedeutet der Kontakt zu Gleichgesinnten eine wertvolle große Stütze.

Dies gilt umso mehr, wenn das ‚Aufgehobensein' auf ärztlicher Seite fehlt, und es in der behandelnden Arztpraxis hauptsächlich um die ‚technische Abwicklung' der Krankheit geht. Aber auch als Ergänzung zur ärztlichen Beratung ist eine Selbsthilfegruppe äußerst wertvoll.

Menschen, die sich Selbsthilfegruppen anschließen, haben gemeinsam, dass sie sich mit Gleichgesinnten austauschen möchten, Ratschläge suchen und auch welche geben möchten. Selbsthilfe ist Geben und Nehmen, man teilt die Probleme und steht nicht mehr allein mit seinen Sorgen. Die wichtigste Voraussetzung zur Teilnahme ist der Wille, dass man sich selbst helfen möchte, denn nur mit Eigenverantwortung wird die Mitgliedschaft in einer Selbsthilfegruppe von Erfolg gekrönt sein.

Oft thematisieren die Gruppen bestimmte Erkrankungen wie beispielsweise Rheuma, Diabetes, Krebs, Suchterkrankungen und viele mehr. In einigen Städten gibt es auch Selbsthilfegruppen, die auf chronisch entzündliche Darmerkrankungen spezialisiert sind.

Wenn Sie neu zu einer Gruppe stoßen, können Sie davon ausgehen, dass Ihre Leidensgenossen Ihnen schon einige Zeit an Erfahrung voraushaben. Sie kennen möglicherweise gute medizinische Tipps, können Ihnen wertvolle Adressen empfehlen und auf Ihre Probleme eingehen, wie kein anderer. Denn wer kann einen besser verstehen als jemand, der dieselben Probleme hat wie man selbst?

Ratschläge, die Sie in gut organisierten Gruppen erhalten, sind oft so wertvoll, dass Sie sich womöglich ärgern werden, den Schritt in eine Selbsthilfegruppe nicht schon viel eher gegangen zu sein. Möglicherweise hätte Ihnen das viel Leid, Zeit und Geld erspart, wenn Sie das hier erlangte Wissen schon viel früher erhalten hätten.

Selbsthilfegruppen sind häufig sehr gut ausgestattet mit Informationsbroschüren, die Sie sonst woanders nur mühsam erhalten würden. Sie sind außerdem auch oft sehr gut informiert über neue wirksame Therapien, können Ihnen gute Tipps geben, wie man Nebenwirkungen am besten reduziert, und welche Informationen im Umgang mit der Krankenversicherung und eventuell dem Rentenversicherungsträger wichtig sind.

Aus Erfahrung zeigt sich immer wieder, dass der Austausch mit Gleichgesinnten eine enorme Unterstützung bedeutet. Denn bei den von ebenfalls an Morbus Crohn erkrankten Personen können Sie sicher sein, dass diese eine ehrliche Meinung ohne wirtschaftliche Interessen kundtun. Und außerdem erfahren Sie hier auch meistens ganz unverblümt und ehrlich, welche Therapieverfahren bei anderen Betroffenen geholfen haben beziehungsweise nutzlos oder gar schädlich wirkten. Auch die hier erhältlichen Empfehlungen über gute Therapeuten und Kliniken sind mit Geld nicht zu bezahlen.

Ob in Ihrer Nähe eine für Sie passende Selbsthilfegruppe existiert, erfahren Sie über das Gesundheitsamt Ihrer Stadt oder Ihres Kreises. Wenn Sie keine passende Gruppe in Ihrer Region finden, können Sie selbst auch die Initiative übernehmen und eine Gruppe gründen.

Hinweise für den Leser

Alle Angaben in diesem Buch wurden nach bestem Wissen und mit größter Sorgfalt erstellt. Die Angaben und Empfehlungen erfolgen ohne Verpflichtung oder Garantie der Autorin. Sie und der Verlag übernehmen keine Verantwortung und Haftung für Personen-, Sach- und Vermögensschäden aus der Anwendung der hier erteilten Ratschläge.

Dieses Buch hat nicht die Absicht und erweckt nicht den Anspruch, eine ärztliche Behandlung zu ersetzen. Ausdrücklich wird empfohlen, eine medizinische Diagnose vom Therapeuten einzuholen und eine entsprechende Therapiebegleitung durchzuführen. Einige der vorgestellten Maßnahmen weichen von der gängigen medizinischen Lehrmeinung ab, und resultieren aus der Erfahrungsheilkunde.

Es wird ausdrücklich darauf hingewiesen, dass mit diesem Buch keine erfüllbaren Hoffnungen erweckt werden, die eventuelle Heilerfolge erwarten lassen können. Die Verwertung der Texte und Bilder, auch auszugsweise, ist nur mit Zustimmung des Verlags und der Autorin erlaubt. Dies gilt auch für Vervielfältigungen, Übersetzungen, Mikroverfilmungen und für die Verarbeitung mit elektronischen Systemen.